# GRUNDLAGEN DER ORTHOPÄDISCHEN MECHANIK

VON

## H. v. BAEYER
HEIDELBERG

MIT 180 ABBILDUNGEN

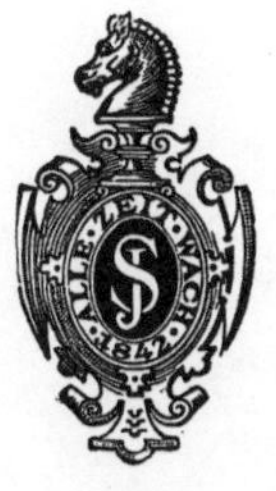

BERLIN
VERLAG VON JULIUS SPRINGER
1935

ISBN-13:978-3-642-89514-2      e-ISBN-13:978-3-642-91370-9
DOI: 10.1007/978-3-642-91370-9

MURK  JANSEN
(LEIDEN)
DEM FREUNDE GEWIDMET

# Vorwort.

In dem vorliegenden Abriß, der als eine Einführung in die orthopädische
Konstruktionslehre gedacht ist, sollen die mechanischen Grundlagen ab-
gehandelt werden; die Arbeit ist somit keine ins einzelne gehende An-
weisung für den Bau orthopädischer Apparate, sondern sie möge nur dazu dienen das konstruktive Denken mit Theorie zu unterbauen, anzu-
regen, zu läutern und zu schulen.

Der Klarheit wegen sind verschiedentlich die Dinge in übertriebener
Weise dargestellt, um das Wesentliche klarer hervorzuheben. Die Bei-
spiele für die Nutzanwendung der Theorie geben nur eine von meist verschiedenen Lösungsmöglichkeiten einer Aufgabe. Die Auswahl der Kon-
struktionen geschah nur in Hinblick auf gute Übersichtlichkeit.

Die orthopädische Mechanik des Armes wird nur kurz gestreift; das
Grundsätzliche bietet hier keine besonderen Verhältnisse. Von einer Er-
örterung des Kunstarmes ist völlig abgesehen, weil bei ihm die Probleme
teils kosmetischer und teils so spezieller Art sind, daß sie den Rahmen
einer Einführung überschreiten. Diese Arbeit ist der Niederschlag
meiner Erfahrungen beim Unterricht an der Orthopädischen Klinik der
Universität Heidelberg.

D ü s s e l d o r f ; im Februar 1935
    Privatklinik Golzheim

**H. v. Baeyer**

# Inhaltsverzeichnis.

# Allgemeiner Teil

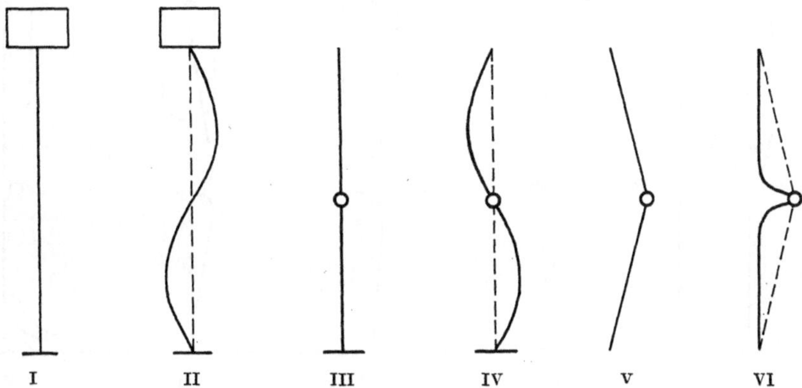



Die mechanische Kraftübertragung eines Stabes ist unabhängig von seiner Form (I u. II). Es kommt nur auf die gegenseitige Lage der beiden Endpunkte des Stabes an.

Entsprechendes gilt von einem Stab mit Gelenk. Maßgebend ist die gegenseitige Lage der Enden der starren Teile. III u. IV.

Fig. V zeigt einen nach links offenen Winkel.
Fig. VI stellt den gleichen mechanischen Winkel wie V dar.

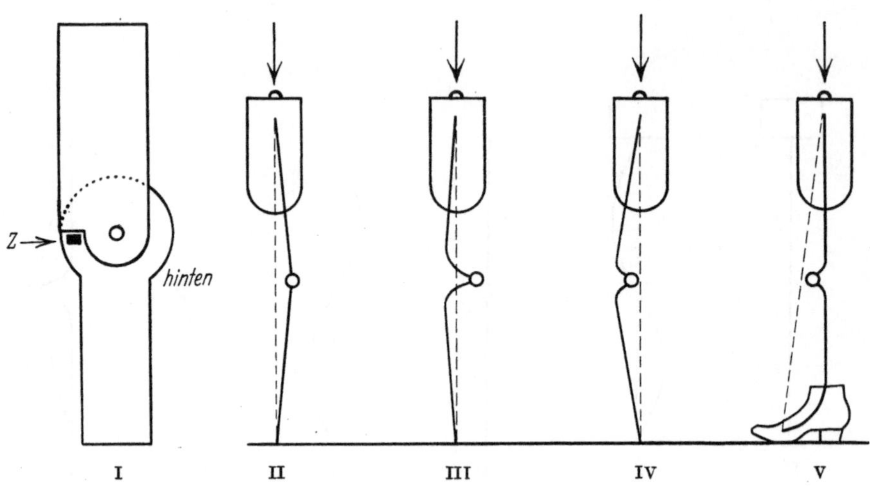



I. Kniegelenk, mit vorderer Sperrung, die eine wesentliche Überstreckung (Unterschenkel nach vorne beugen) verhindert.
$z$ = Zapfen an der unteren Schiene.

II. Ober- und Unterschenkelschienen sind in geringer Überstreckung.
Das Kniegelenk liegt hinter der Verbindungslinie zwischen Hüft- und
Fußgelenk. Eine weitere Überstreckung wird durch die Sperrung
im Kniegelenk verhindert.
Standsicherheit.

III. Obwohl die Schienen nach vorne geneigt sind, besteht Standsicherheit durch die Rückwärtsverlagerung des Kniegelenkes.

IV. Obwohl das Kniegelenk im Verhältnis zu den Schienen zurückver-
lagert ist, besteht keine Standsicherheit.

V. Trotz Vorverlagerung des Kniegelenkes besteht Standsicherheit, weil
der Drehpunkt am Fuß (infolge der starren Verbindung von Fuß und
Unterschenkelschiene) noch weiter vorne und zwar am Zehenballen
liegt.

Als freibeweglicher Körper sei ein schwimmendes Floß angenommen. Vom Ufer aus wird mit einem oder zwei Seilen das Floß gezogen.

I. Das Floß bewegt sich zum Ufer.

II. Ebenso bewegt sich das längsliegende Floß.

III. Auch zwei parallele Seile mit gleichgerichteten Kräften ziehen das Floß in der Richtung der Kräfte ans Land.

IV. Sind die Kräfte nicht parallel, so bewegt sich das Floß in der Richtung der Resultante. Wesentliche Bedingung ist, daß die Kraftspender gegenseitig fest verbunden sind; in diesem Falle durch den Erdboden.

V. Ziehen zwei einander entgegengesetzte Kräfte an der Mitte der Floßbalken, so werden diese voneinander entfernt. Auch hier besteht die feste Verbindung der Kraftspender. Würde die linke Kraftquelle auf einem Boot sein, so würde dies nach rechts gezogen werden.

VI. Ziehen zwei einander entgegengesetzte Kräfte an verschiedenen Enden des Floßes, so

VII. stellt sich das Floß schräg. Hier ist die Annahme gemacht, daß die Balken des Floßes starr miteinander verbunden sind. Die ursprüngliche Richtung des Zuges an den Seilen wird durch Rollen am Ufer aufrecht erhalten.

VIII. Die für die Richtungswirkung maßgebende Strecke eines Seilzuges ist der letzte geradlinige Teil des Seiles (t).

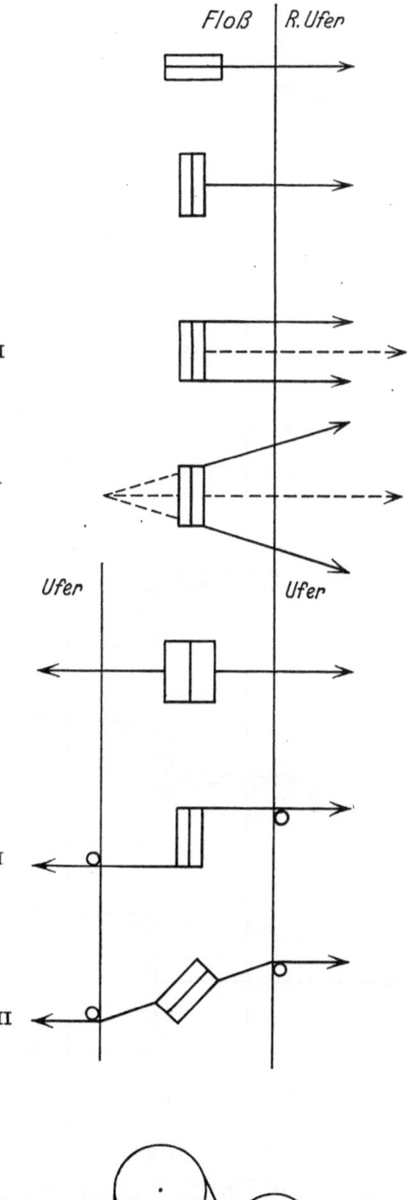


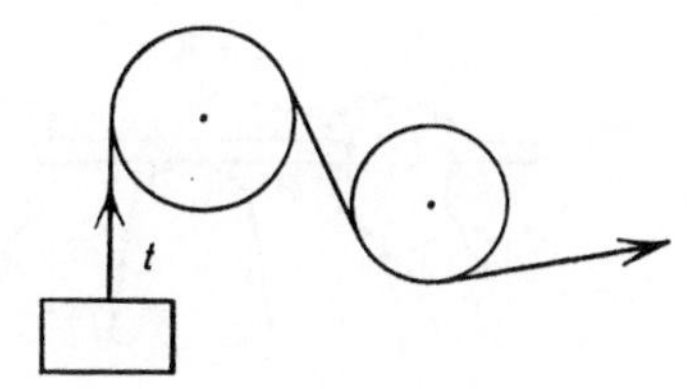

# Wirkung von Kräften auf einen freibeweglichen Körper

(Fortsetzung)

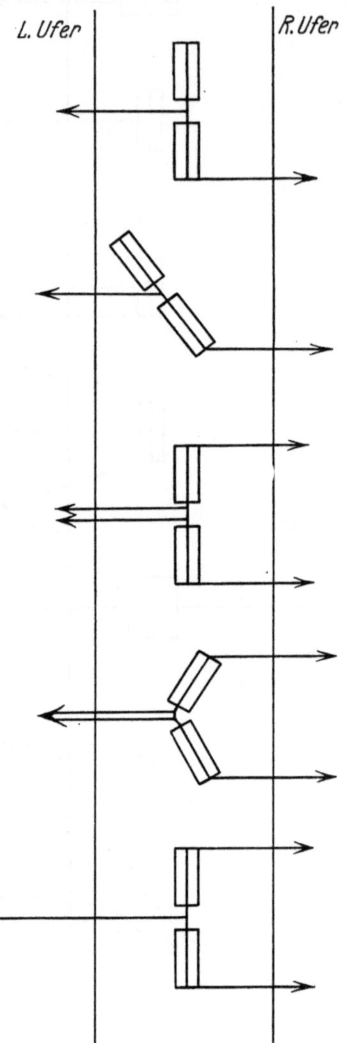



Im folgenden sind zwei Flöße ange-·nommen, die durch einen biegsamen Balken verbunden sind, er ent-spricht z. B. einem fast steifen Ge-lenk.

I. Das Kräftepaar wirkt nur auf ein Floß,

II. es dreht sich dann das Doppel-floß im ganzen.

III. Je ein Kräftepaar wirkt auf jedes der Flöße:

IV. Die beiden Flöße drehen sich dann in entgegengesetztem Sinn.

V. Statt der beiden Kräfte, die in der Mitte zwischen den beiden Flößen ziehen, kann man eine Kraft setzen, die in diesem Fall doppelt so groß wie eine der bei-den endständigen Kräfte ist.

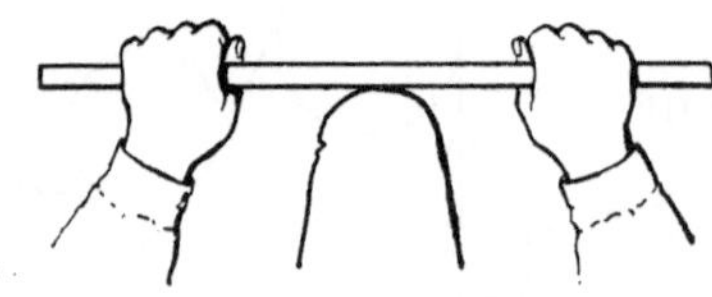

VI. Es bietet keinen Unterschied, ob man Zug- oder Druckkräfte wir-ken läßt. Die Wirkung der Hände kann man als Zug oder Druck auffassen.

# Schematische Zeichnung der Zug- und Druckkräfte

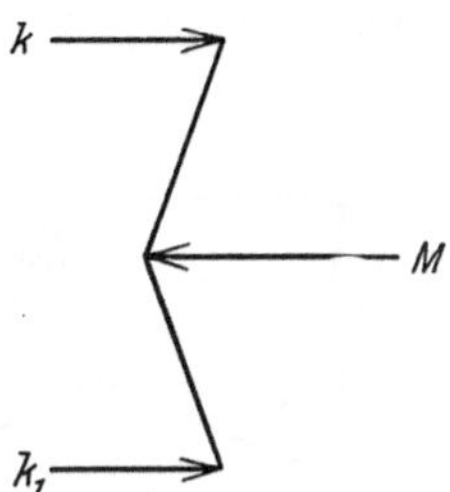

I. Druckkräfte biegen den Winkel krumm.
Fehlt die Kraft $M$, so wird das Winkelsystem als Ganzes in der Richtung der Kräfte $k$ und $k_1$ verschoben.

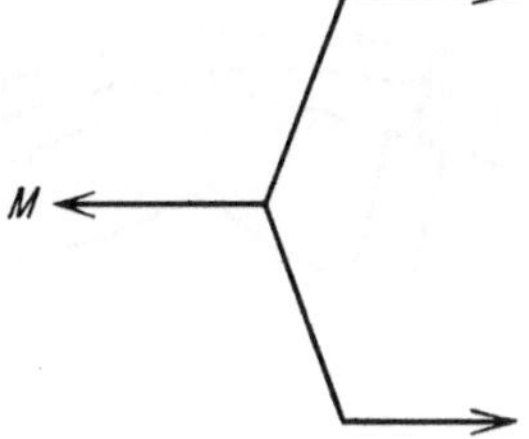

II. Zugkräfte biegen den Winkel krumm.

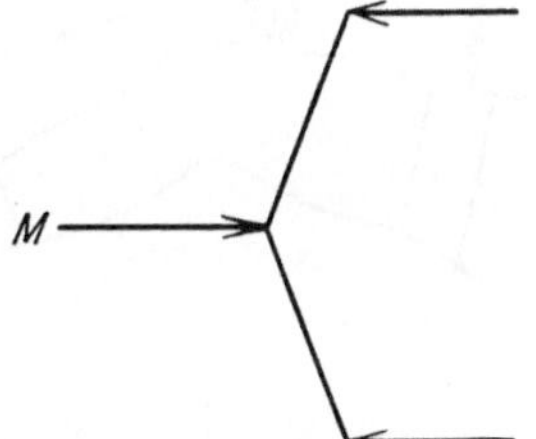

III. Druckkräfte biegen den Winkel gerade.

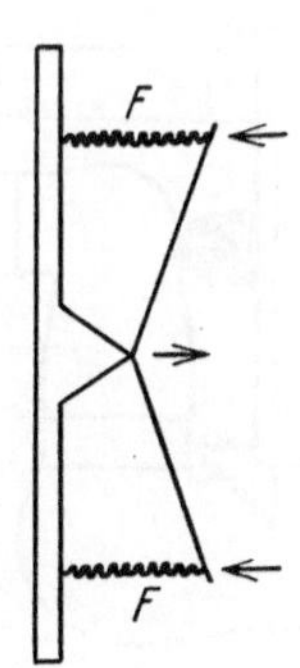

IV. Kombination von Druck- und Zugkräften.
Die Schiene drückt auf den Scheitel des Winkels.
Die Federn $FF$ ziehen die Schenkel des Winkels zur Schiene.

# Redressionsschiene bei stumpfwinkeliger Kontraktur

Beim Konstruieren vergegenwärtige man sich, daß in vielen Fällen die Schiene der freistehende und der Körper der feststehende Teil ist.

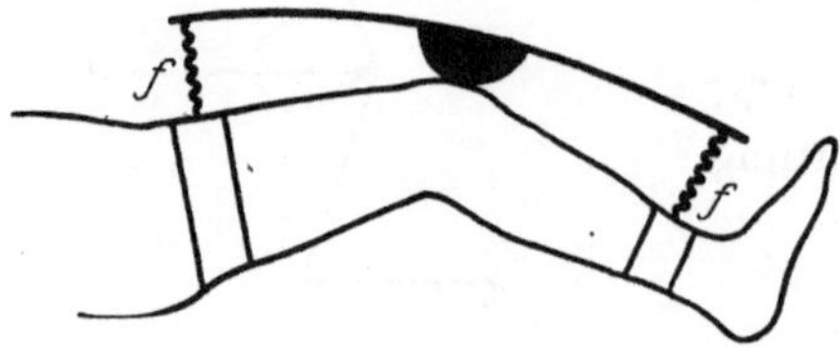

I. Die Schiene streckt das Knie mittels der beiden Zugfedern *ff* und des Druckkissens.

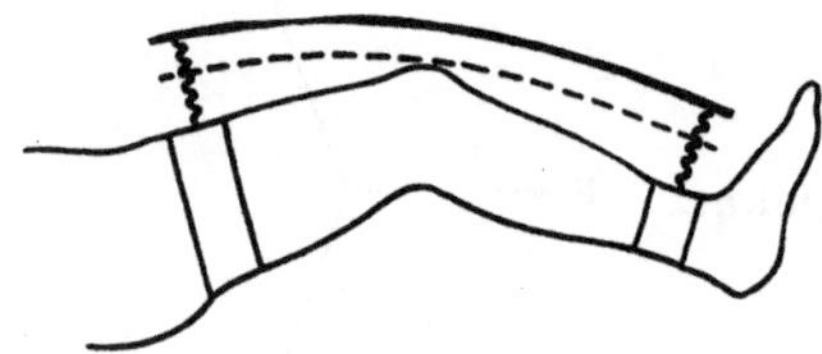

II. Fehlt das Kissen, so bewegt sich die Schiene zum Bein, ohne das Knie zu strecken.

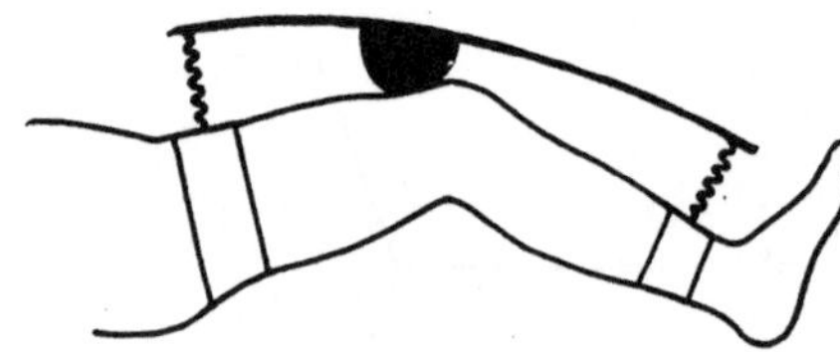

III. Das Druckkissen kann in gewissen Fällen seitlich verschoben sein, ohne daß die Wirkung der Schiene verloren geht.

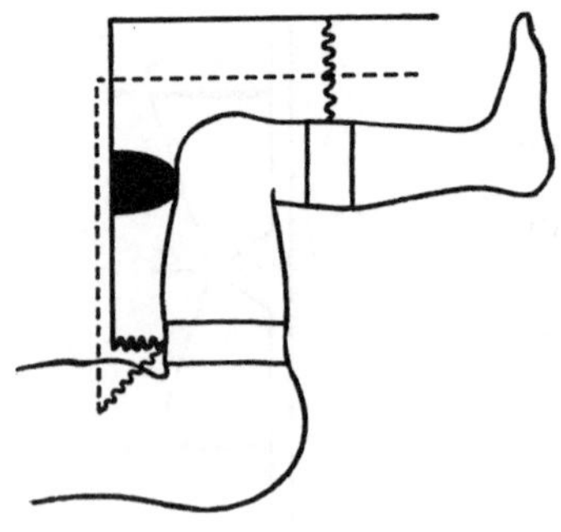

IV. Ist beim rechtwinkligen Knie das Kissen z. B. rumpfwärts verschoben, so wird die streckende Wirkung der Schiene erheblich herabgesetzt und die Schiene gegen die Schenkel verlagert.

# Redressionsschiene bei spitzwinkeligen Kontrakturen

Beispiel: Ellenbogenkontraktur.

Das Schema stellt den Arm dar, wobei die kleinen Vierecke die Angriffsstellen der Kräfte zeigen.

I. Wirksame Verteilung der Kräfte. Das Ellenbogengelenk wird gestreckt.

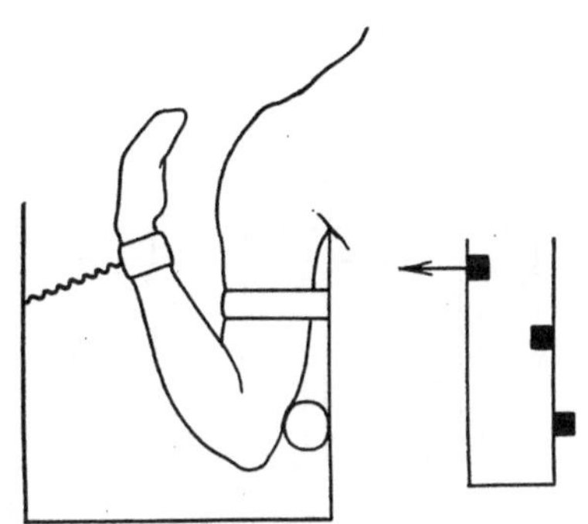

II. Unzweckmäßige Verteilung der Zug- und Druckkräfte.
Schiene und Arm weichen gegenseitig aus, wenn die Feder $F$ Unterarm und Schiene gegeneinander zieht.

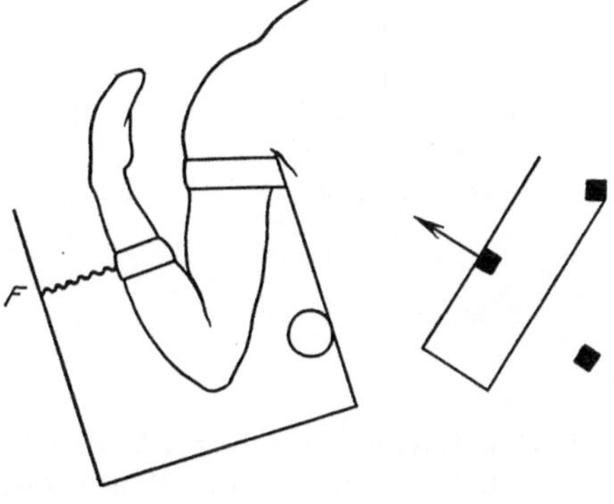



III. Wirksame Verteilung.
Die Zugkräfte greifen insgesamt an der Beugeseite des Armes an! Bei einem stumpfen Ellenbogenwinkel würde diese Verteilung der Zugkräfte in bezug auf Streckung völlig unwirksam sein.

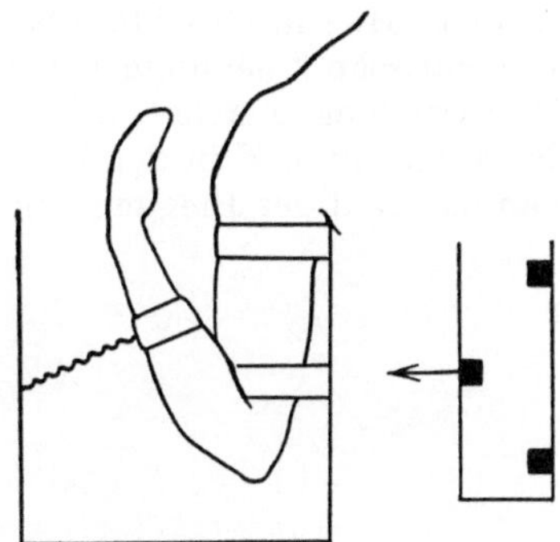

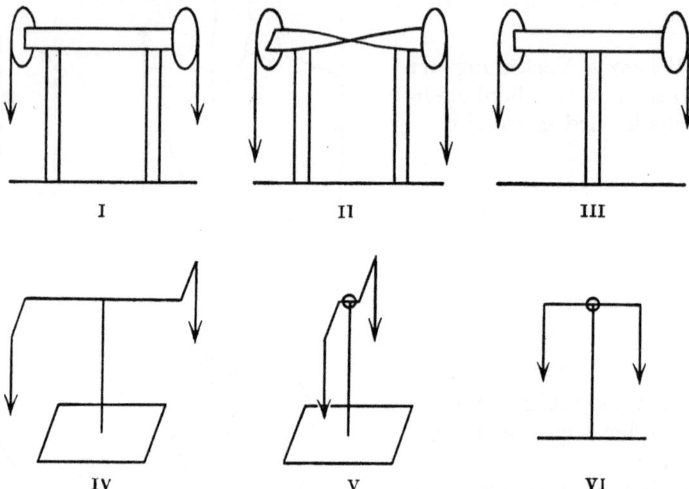

I. Eine flache Achse liegt auf zwei Pfeilern.  Wird an den zwei Rädern in der angezeichneten Weise gezogen, so

II. verwindet sich die Achse.  Es findet eine gegenseitige Rotation der beiden Räder statt.

III. Statt der beiden Pfeiler kann man auch nur einen Mittelpfeiler verwenden.  Hierdurch leidet aber die Stabilität des Systems.

IV. Schematische Zeichnung von III.

V. Statt der langen Achse in IV ist eine sehr kurze Achse vorhanden.

VI. Betrachtet man V in der Richtung der genannten Achse, so erhält man das Bild der Biegung eines geraden Stabes.

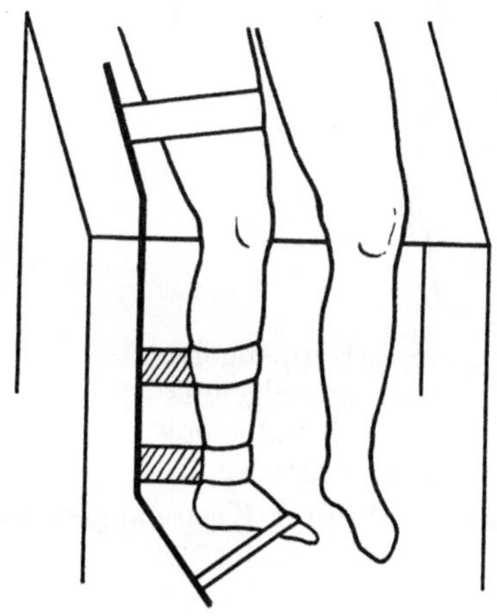

Beispiel: Korrektur der Innenrotation eines Klumpfußes.

Die Schiene muß am gebeugten Oberschenkel einen Halt haben, um korrigieren zu können. Außerdem müssen zwei Druckkräfte (bei Innenschiene Zugkräfte) auf den Unterschenkel einwirken. Diese beiden Druck- oder Zugkräfte können durch eine mittlere Kraft ersetzt werden.

Man beachte, daß diese Art von Rotieren nicht nur auf den Fuß, sondern auch auf das Knie wirkt. Je mehr Widerstand der Fuß der Korrektur entgegensetzt, um so mehr überträgt sich die Rotation auf das Kniegelenk.

# Wippe

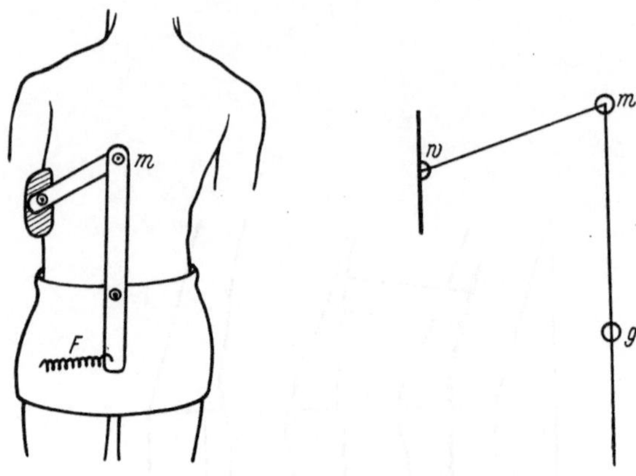

$w$ = Wippengelenk
$m$ = Mittelgelenk
$g$ = Grundgelenk
$F$ = Zugfeder

Gelenke sind durch Kreise angedeutet.

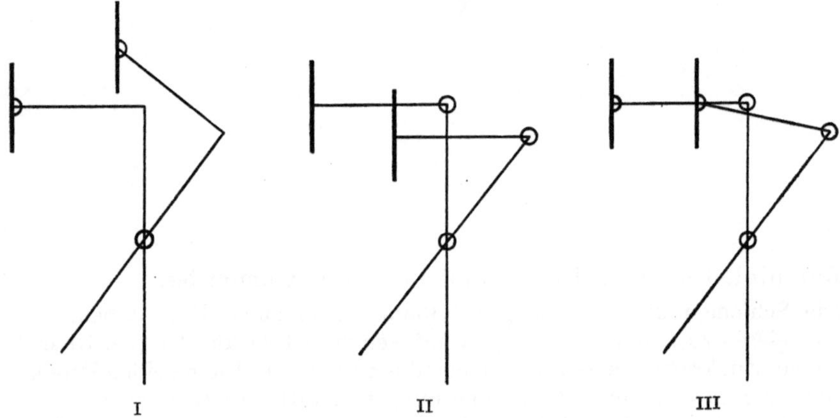



I. Gelenke nur bei $w$ und $g$. Die Wippe hebt sich.

II. Gelenke nur bei $m$ und $g$. Die Wippe senkt sich bei Parallelverschiebung.

III. Gelenke bei $w$, $m$ und $g$. Die Wippe kann auf gleicher Höhe wie bei der Ausgangsstellung bleiben und kommt trotzdem nicht aus der parallelen Lage.

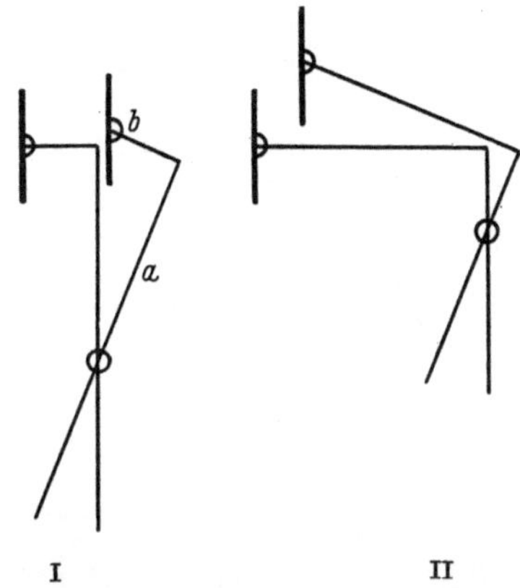

I          II

I. Der Schenkel $a$ ist lang und der Schenkel $b$ ist kurz.
Die Wippe steigt nur wenig aufwärts und macht einen größeren Weg nach rechts als bei II.

II. $a$ ist kurz und $b$ ist lang. Die Wippe steigt beträchtlich aufwärts.

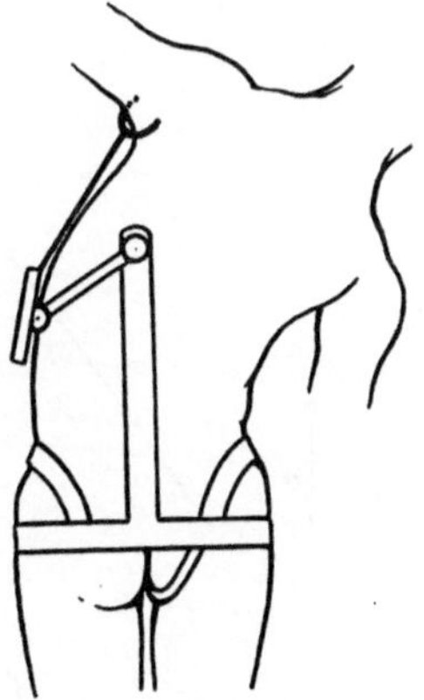

Wippe mit Wippengelenk und Mittelgelenk.

Richtet der Patient sich auf und drückt dabei auf die Achselkrücke, so nähert sich die Wippe der Körperachse und wirkt korrigierend.

— 11 —

# Parallelogramm der Kräfte

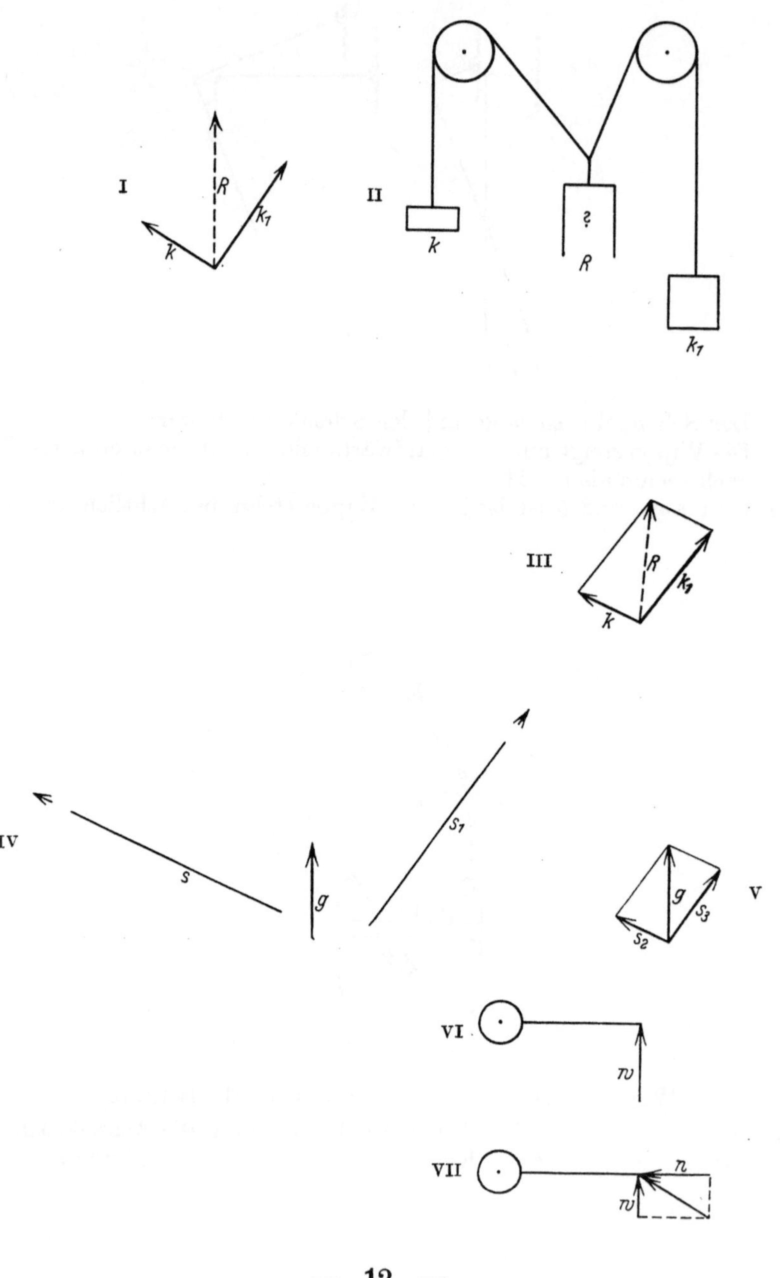

# Parallelogramm der Kräfte
### (Fortsetzung)

I. Mehrere unter einem Winkel an einem Punkt angreifende Kräfte ($k$ und $k_1$) können durch eine einzige Kraft ($R$) ersetzt werden. (Komponenten und Resultante.)
Es sind Richtung und Größe der Resultante zu unterscheiden. Beide hängen ab sowohl vom Winkel, den die Kräfte $k$ und $k_1$ bilden, als auch von der Größe der Kräfte $k$ und $k_1$.

II. Wenn das mittlere Gewicht $R$ den beiden seitlichen Gewichten $k$ und $k_1$ das Gleichgewicht hält, ist die Größe der resultierenden Kraft $R$ erreicht.

Wenn zwei einander entgegengesetzte gleichgroße parallele Kräfte an einem Punkt ansetzen, so heben sie sich auf. (Die Kräfte liegen auf einer geraden Linie.)
Wenn zwei einander entgegengesetzte gleichgroße parallele, auf einer Geraden liegende Kräfte an einem nachgiebigen Körper ansetzen, so ziehen sie ihn entweder auseinander oder drücken ihn zusammen.

III. Die Größe einer Kraft wird zeichnerisch durch die Länge der die Kraft abbildenden Geraden dargestellt.
Die Richtung und Größe der Resultante kann man zeichnerisch feststellen, wenn man aus den Seitenkräften und dem von ihnen eingeschlossenen Winkel ein Parallelogramm konstruiert. Die Diagonale stellt dann die Richtung und Größe der Resultante $R$ dar.

IV. Die Zerlegung einer gegebenen Kraft ($g$) in Seitenkräfte läßt sich ebenfalls zeichnerisch konstruieren. Dies ist z. B. möglich, wenn nur die Richtung der beiden gesuchten Seitenkräfte ($s$ und $s_1$) bekannt ist.
V. $s_2$ und $s_3$ sind die gesuchten Größen der Seitenkräfte.

VI. Die wirksam drehende Kraft ($w$) steht senkrecht auf dem Kraftarm.
VII. Wenn eine Kraft nicht senkrecht zum Kraftarm steht, kann sie nach dem Parallelogramm der Kräfte in eine senkrechte und in eine andere nicht drehende Kraft ($n$) aufgeteilt werden.



2*

# Größe der Kräfte

**Entgegengesetzte parallele Kräfte suchen einen Winkel zu strecken, und zwar greifen sie an gleichlangen Schenkeln an.**

Es genügen zwei äußere Kräfte $k$ und $k_1$, weil keine das ganze System verschiebende Kraft auftritt. Die Gegenkräfte sind im Gelenk $g$ verborgen.

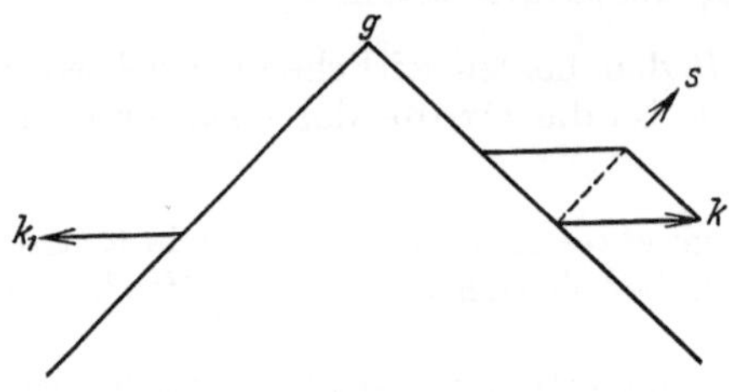

$k$ und $k_1 =$ sind die parallelen Kräfte.

$s =$ ist die Größe der streckenden Kraft (senkrecht zum Schenkel).

Beispiel: Streckung einer Kniebeugekontraktur mittels Streckverband.

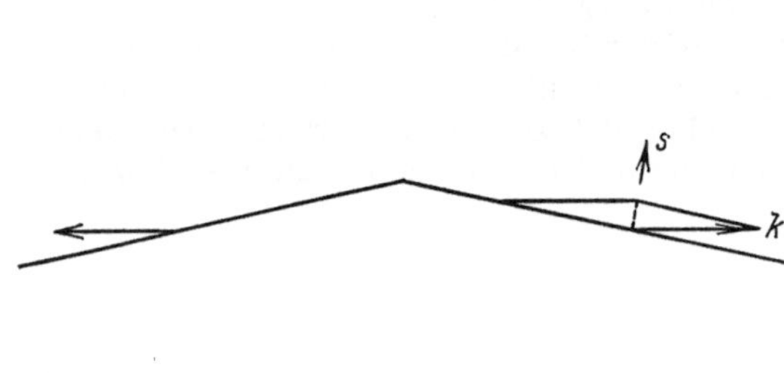

Bei einem stumpfen Winkel ist $s$ sehr klein. Deshalb sind Streckverbände zur Korrektur stumpfwinkliger Kontrakturen wirkungslos (Glissonsche Streckung). (Man kann eine horizontal freischwebende Kette durch Ziehen an den Enden selbst mit größter Kraft nicht völlig gerade strecken.)

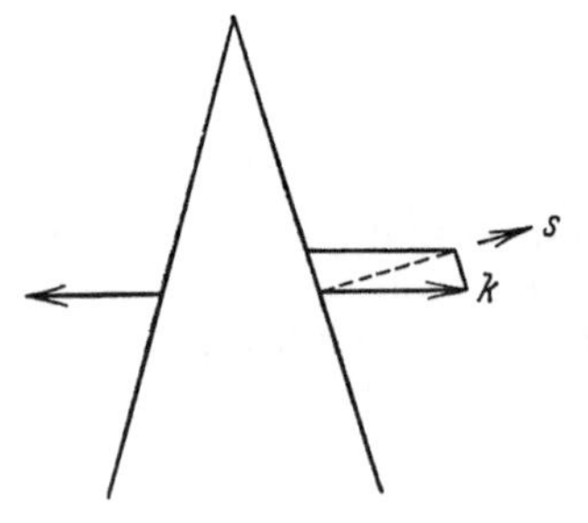

Beim spitzen Winkel wird die streckende Kraft immer größer und nähert sich der Größe der Kraft $k$.

Die Kräfte $k$ und $k_1$ wirken senkrecht auf die Schenkel des Winkels.

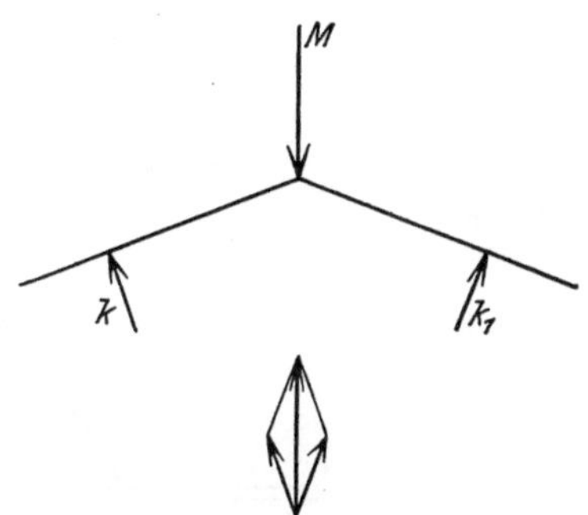

I. Die Größe der Gegenkraft $M$ ergibt sich aus dem Parallelogramm der Kräfte $k$ und $k_1$. Ist der Winkel zu 180° gestreckt, so beträgt $M = k + k_1$.

II. Je spitzer der Winkel ist, um so kleiner ist dann auch $M$.

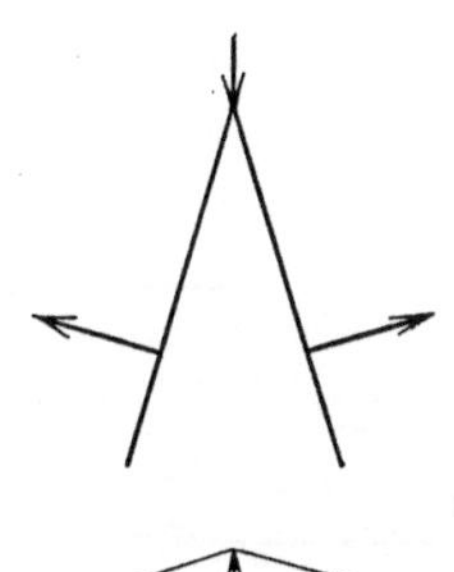

III. Fehlt die Gegenkraft $M$, so wird der Winkel in der Richtung der Resultante aus $k$ und $k_1$ soweit verschoben, bis die Kräfte $k$ und $k_1$ in paralleler Richtung ziehen. Es liegt dann der Fall von S. 14 vor.

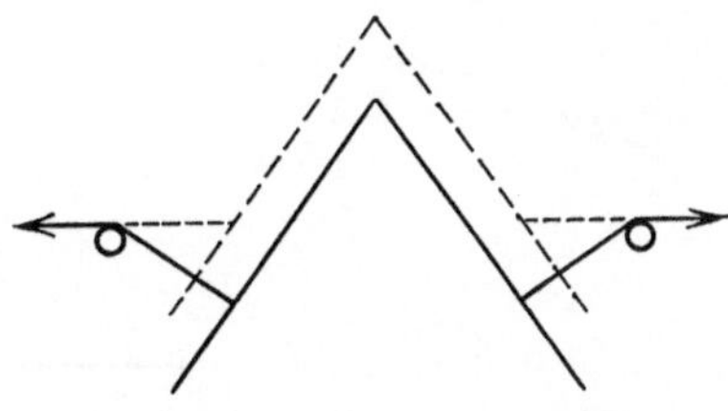

# Winkelstreckung durch Längszug

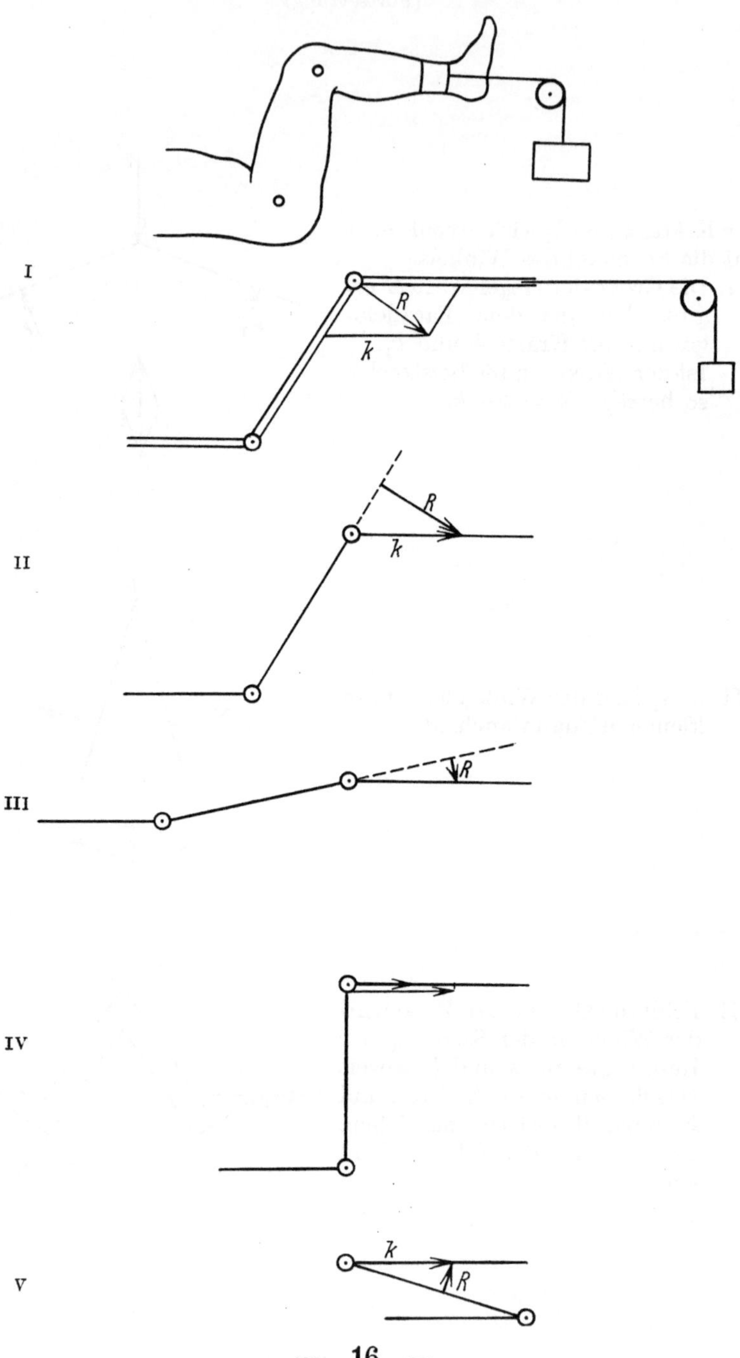

# Winkelstreckung durch Längszug
### (Fortsetzung)

Dieser Fall ergibt sich z.B., wenn man eine kontrakte Hüfte durch
Zug am Unterschenkel strecken will.

I. Konstruktion der resultierenden Kraft $R$.
Extendierende Kraft $k$.

II. Schematische Vereinfachung der Konstruktion der Resultierenden $R$.

III. Je stumpfer die Winkel an Knie und Hüfte sind, um so geringer ist
die resultierende Kraft.

IV. Am größten ist die resultierende Kraft beim rechten Winkel.

V. Werden die Winkel spitzer, so nimmt die resultierende Kraft wie-
der ab.

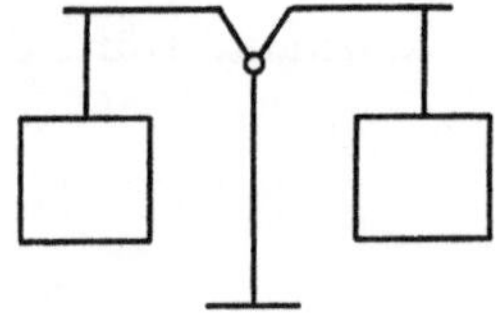

I. Sind die beiden Hebelarme gleich lang, so müssen die beiden Gewichte gleich groß sein, um den Waagebalken im Gleichgewicht zu halten.

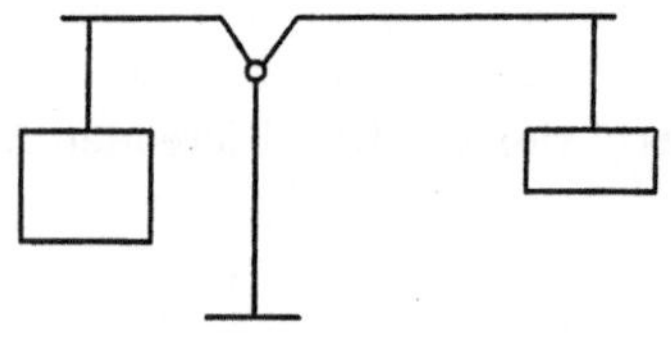

II. Ist der eine Hebelarm länger, so muß das entsprechende Gewicht verhältnismäßig kleiner sein, um den Waagebalken im Gleichgewicht zu halten.

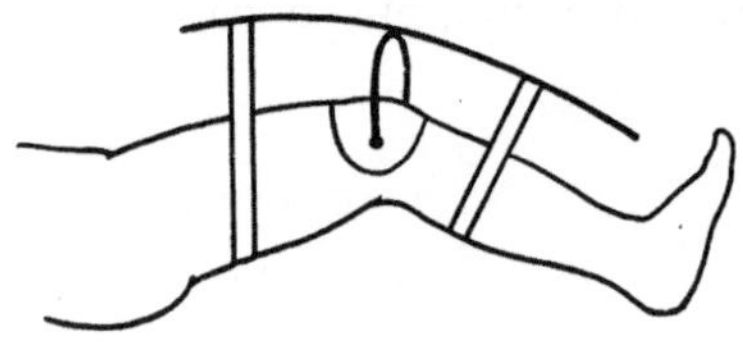

III. Mittels einer elastischen Stahlklinge soll das Knie gestreckt werden.

Bei gleichlangen Hebelarmen sind die Zugkräfte an beiden Enden gleich groß.

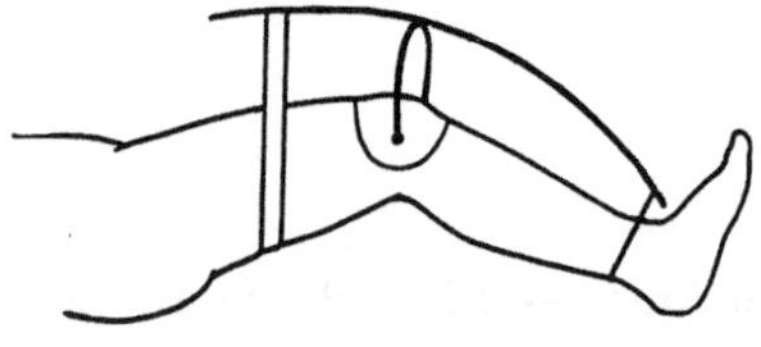

IV. Ist die eine Seite der Klinge länger, so ist der Zug an ihrem Ende entsprechend geringer.

Die Wirkung auf das Knie bleibt aber trotz der geringeren Zugkraft gleich wie in III, weil diese geringere Kraft nunmehr an einem längeren Hebel des Unterschenkels angreift.

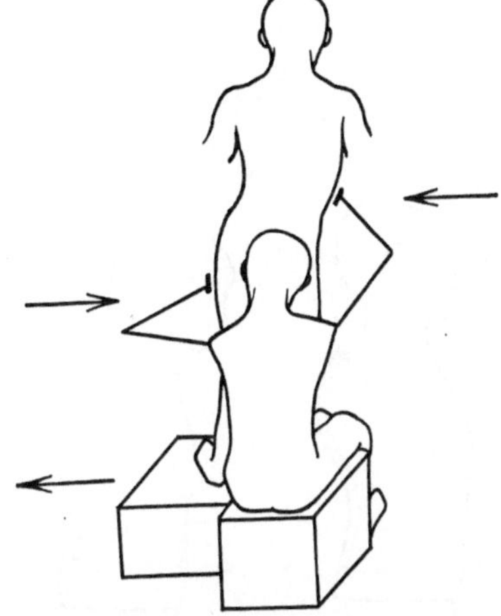

Manuelle Korrektur einer Skoliose.
Die dritte, zur seitlichen Korrektur
nötige Kraft ist in der Reibung der
Füße des Patienten am Boden zu
suchen.

**Falsch gerichtete
Kraft**

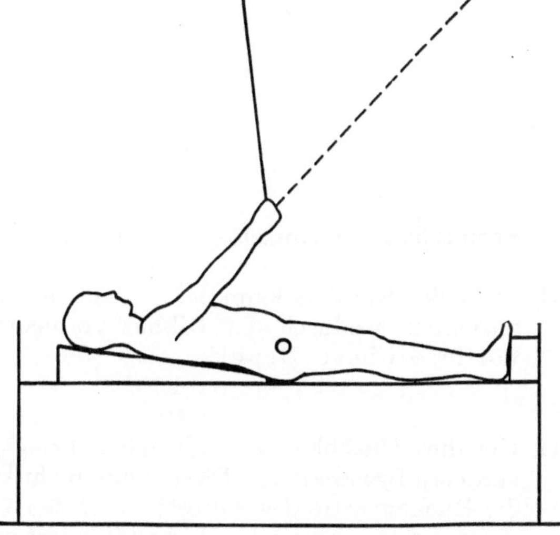

Das Seil, das dem Patienten das Aufrichten im Bett erleichtern soll, ist
unzweckmäßig angebracht, wenn es senkrecht über dem Brustkorb des
Patienten an der Zimmerdecke befestigt ist. Es soll im gespannten Zu-
stand etwa eine Neigung von 45° zur Körperachse des Patienten haben.

# Fehlende Kraft

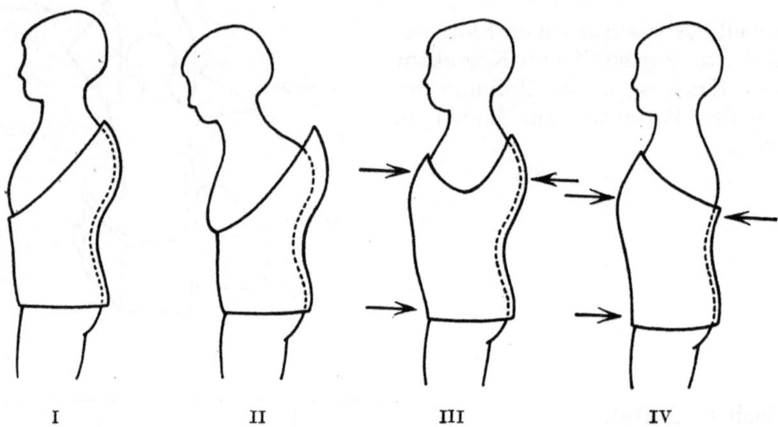



I. Spondylitis mit Korsett.

II. Trotz des Korsetts kann der Patient mit dem Brustteil nach vorne umsinken, wodurch der Gibbus vermehrt wird. **Es fehlt der vordere obere Druck.**

III. Um dies Umsinken zu vermeiden, bringt man am Korsett einen vorderen Brusthalt an. Dieser kann nicht korrigierend wirken, wenn die Rückenpartie des Korsetts über den Gibbus nach oben hinaus sich fortsetzt und an der Wirbelsäule fest anliegt.

IV. Läßt man diese obere Partie des Korsetts fort, so korrigiert es den Gibbus.

Problem: Streckung einer Kniekontraktur (siehe auch im speziellen Teil).

$$s \text{ und } s_1 = \text{Schlingen}$$
$$k = \text{Druckkissen}$$
$$f = \text{Zugfeder}$$

I. Die Schlinge $s_1$ verhindert die Streckung im Knie.

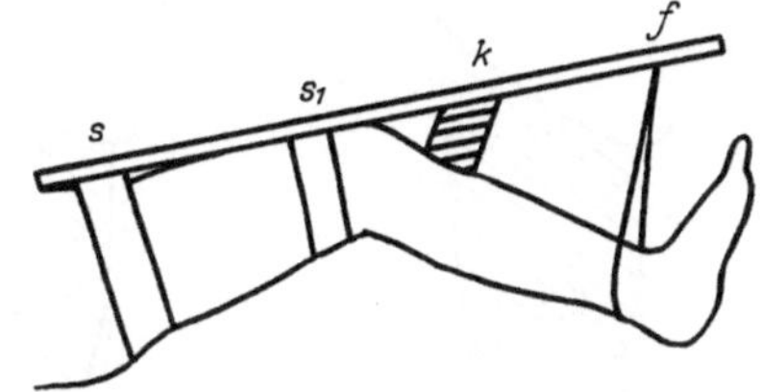


II. Läßt man die Schlinge $s_1$ fort, so entfernt sich das distale Ende des Oberschenkels von der Schiene und das Knie wird gestreckt.

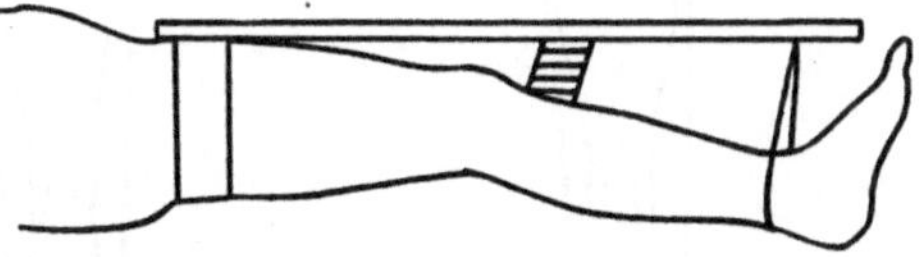

III. Die Anordnung des Kissens oberhalb des Knies ist günstiger für die Ausnützung der Federkraft, weil sie nunmehr auf einen längeren Hebelarm als bei II wirkt.

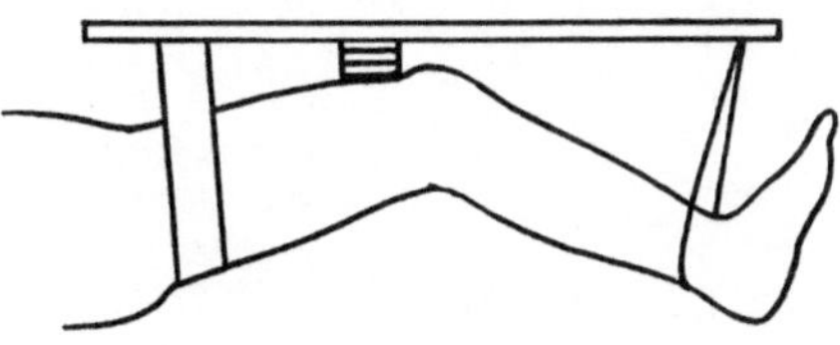

IV. Die Anordnung der Schiene unter dem Bein ist ungünstig, weil ein großer Teil der streckenden Kraft $g$ durch Reibung zwischen Körper und Schiene verloren geht.

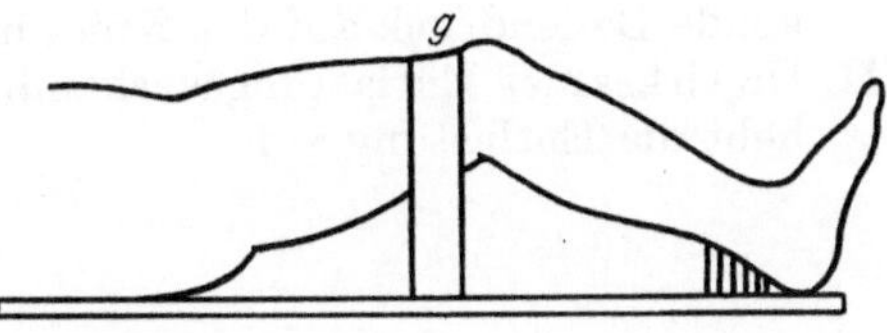

# Spezieller Teil
## Entlastung

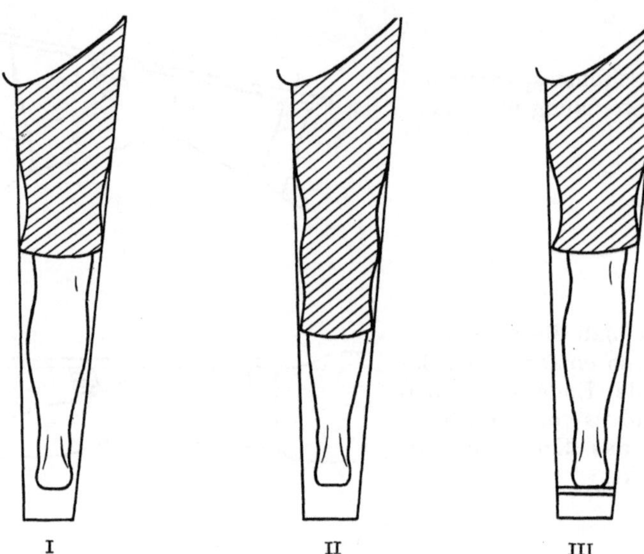

Entlastung von Knie- und Hüftgelenk am gestreckten Bein.

   I. Wirksamer Entlastungsverband.

  II. Unwirksamer Entlastungsverband. Durch das Anmodellieren der Hülse unterhalb des Kniegelenks wird der auf den Gehbügel wirkende Bodendruck auf das Knie- und Hüftgelenk übertragen.

III. Unwirksamer Entlastungsverband. Die der Ferse anliegende Sohle hebt die Entlastung auf.

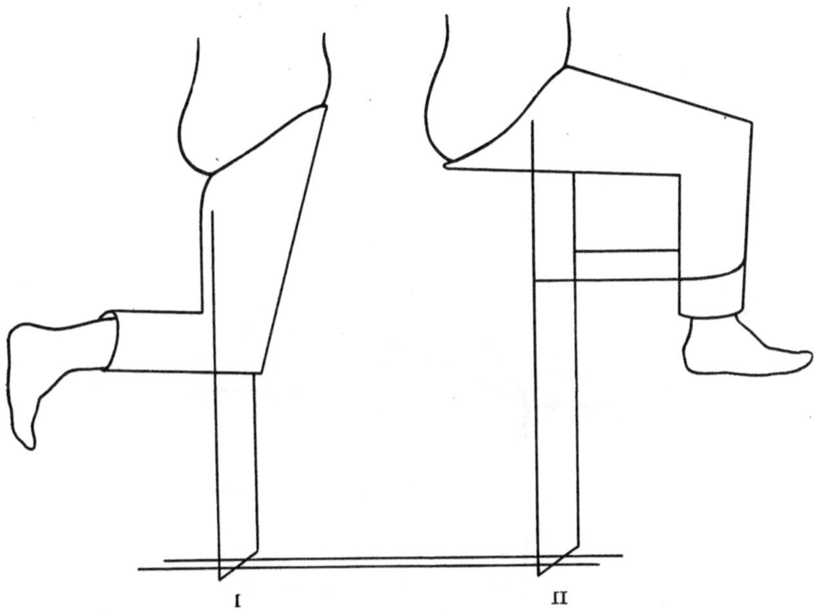


Ruhigstellung und Entlastung einer rechtwinkligen
Kniebeugekontraktur.

I. Unzweckmäßige Methode, weil bei jedem Aufsetzen und Abheben des
Gehbügels, also bei jedem Schritt, der Verband etwas auf- und abwärts gleitet und dadurch den Unterschenkel beugt und streckt. Auch
eine sehr reichliche Polsterung des Unterschenkels verhütet diese Be-
wegungen nicht. Diese Stellung begünstigt auch eine Subluxation im
Knie, teils durch den Druck des Verbandes am Knie, teils durch die
Wirkung des Fußgewichts.

II. Zweckmäßige Lagerung des Beines. Der Unterschenkel hängt in einer
zum Gehbügel parallelen Hülse und macht infolgedessen die Bewegun-
gen des Bügels nicht mit.

---

Zur Entlastung des Fußes ist die Stellung I die beste Methode, wobei
das Knie aber nicht rechtwinklig gebeugt sein braucht. Der Fuß ist durch
eine Sonderhülse zu fixieren, wenn er ruhiggestellt werden soll.

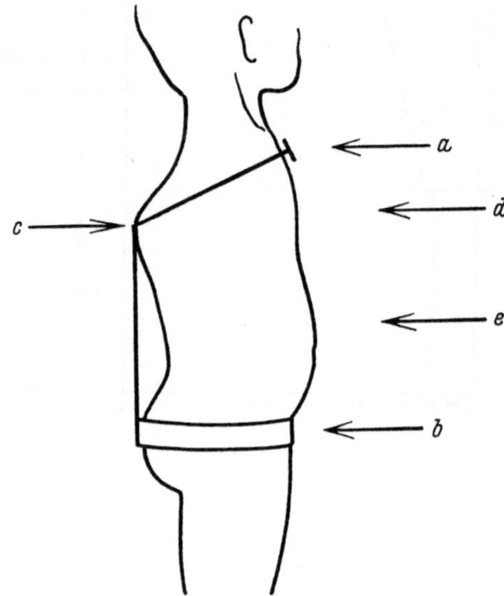


Um einen krummen Stab aufzubringen, bedarf man theoretisch drei
Krafteinwirkungen (*a, b, c*).
Bei einem Gibbus genügen diese drei Kräfte meistens nicht, um den
Buckel wirksam zu beeinflussen, weil der Gibbus in der Regel starrer wie
die darüber- und darunterliegenden Partien der Wirbelsäule sind. Um
auch diese mit in die Korrektur einzubeziehen, muß man die zusätzlichen
Kräfte *d* und *e* anbringen.

# X-Beinkorrektur

I. Redressierende Kräfte:
   1. auf den Trochanter,
   2. oberhalb des Malleolus ext.,
   3. auf Condylus femoris medialis (unter Schonung der Patella).

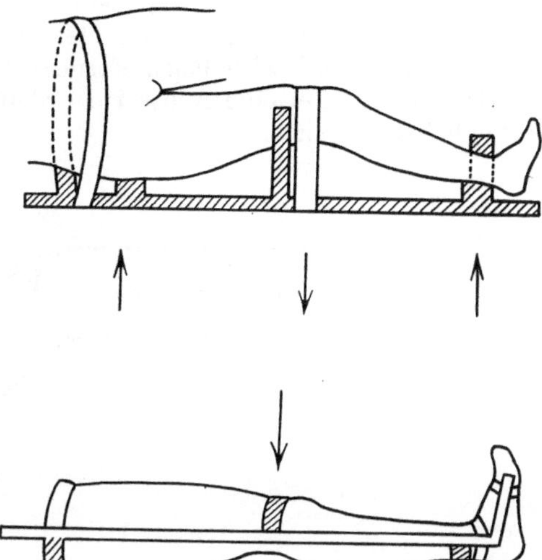

II. Das Drehen der Schiene um die Längsachse des Beines wird am besten durch einen Beckengürtel und durch Fixation des Fußes am Fußteil der Schiene vermieden.
Das Beugen des Knies muß durch Kräfte am Becken, Knie und oberhalb der Ferse vermieden werden.
Werden diese Bedingungen nicht erfüllt, so kann das Bein dem redressierenden Druck der Schiene ausweichen.

## O-Bein

Da die Fehlform meist auf Veränderungen am Oberschenkel beruht, darf das Knie nicht korrigiert werden.
Es ist zweckmäßig außer dem Leibgurt ($l$) den Schrittriemen ($s$) anzubringen, um Hüftgelenk und Schenkelhals vor schädlichem Druck zu bewahren.
Wegen des Ausweichens des Beines vor dem redressierenden Druck gelten die entsprechenden Vorschriften für Korrektur des X-Beines.

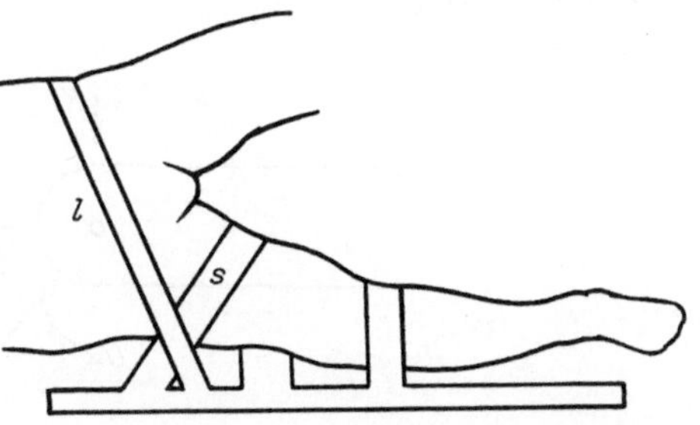

## Redressement versteifter Gelenke

Vor allem muß man sich klar sein, daß die Gelenke der Glieder nicht
starre Achsen sind und daß der Gelenkspalt in einiger Entfernung von
der ideellen Gelenkachse liegt. Ferner erfolgt die Redressementbewegung
gewissermaßen um eine Achse im Gelenkspalt, wenn die Verklebungen
erheblicher Art sind.

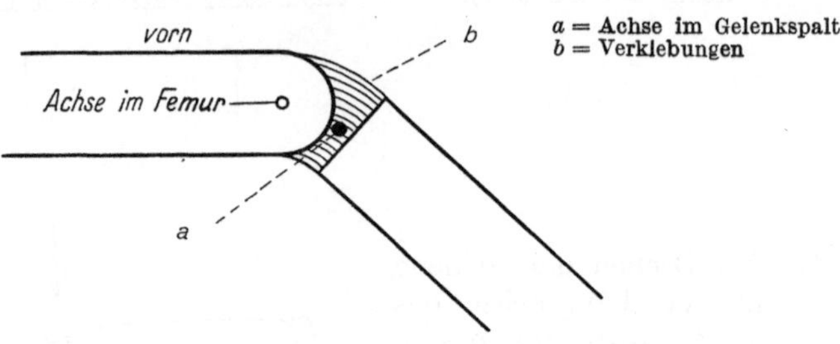



Der vordere Teil des Tibiakopfes wird also in die Femurcondylen hinein-
gepreßt. Man sieht dies an den Dellen in den Kondylen nach Redressement.

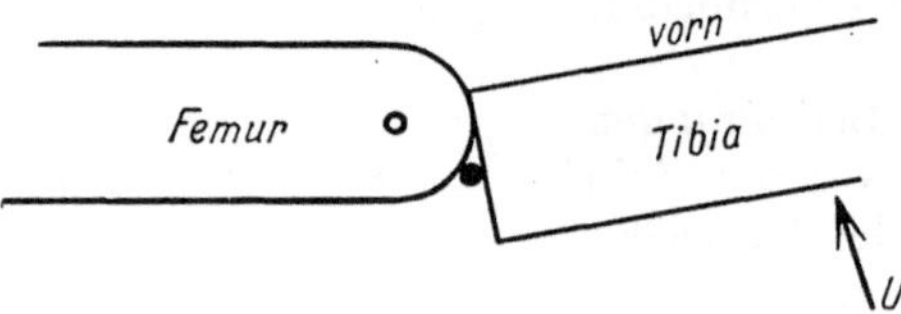



Will man eine Bewegung der Tibia um die natürliche Achse des Knies er-
zwingen, so muß man außer der unteren Kraft $U$ auch noch eine obere
Kraft $O$ anbringen.

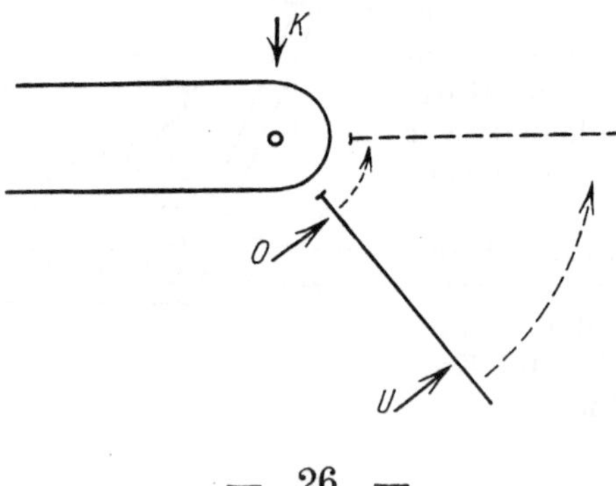

Es ist also falsch, die Kraft $K$ soweit nach unten auszudehnen, daß sie
auch auf den Tibiakopf drückt. Im Beispiel ist die Kraft $K$ durch ein
Kissen unter der Schiene $S$ dargestellt.

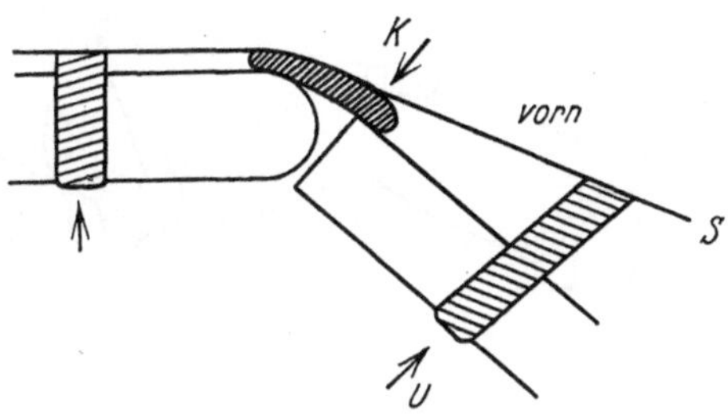


Der Druck $K$ auf den Tibiakopf würde nicht nur die Vorwärtsbewegung
des Tibiakopfes behindern, sondern ihn mehr oder minder nach hinten,
d. h. in Subluxationsstellung drücken. Dies geht aus folgender Zeichnung
hervor, bei der die Verklebungen im Gelenk als sehr dehnbar angenommen sind. Das Kräftepaar $K$ und $U$ drehen den Unterschenkel um einen
ideellen Drehpunkt, der zwischen $K$ und $U$ liegt.

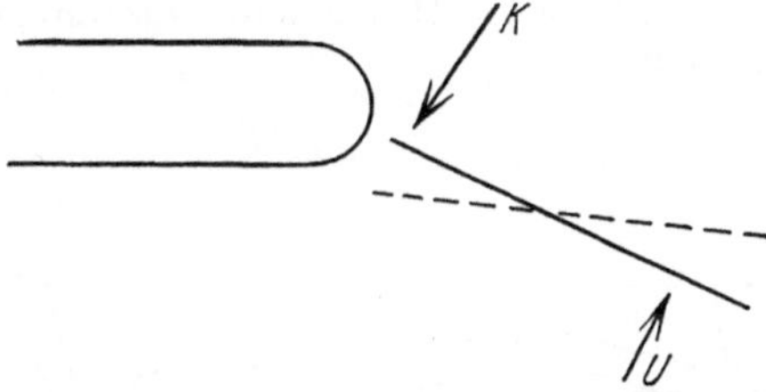


Damit die Bewegung des Unterschenkels zwangsläufig um die natürliche
Achse des Knies erfolgt, verwende man eine Schiene mit Gelenk, das mit
dem natürlichen Gelenk konachsial liegt.

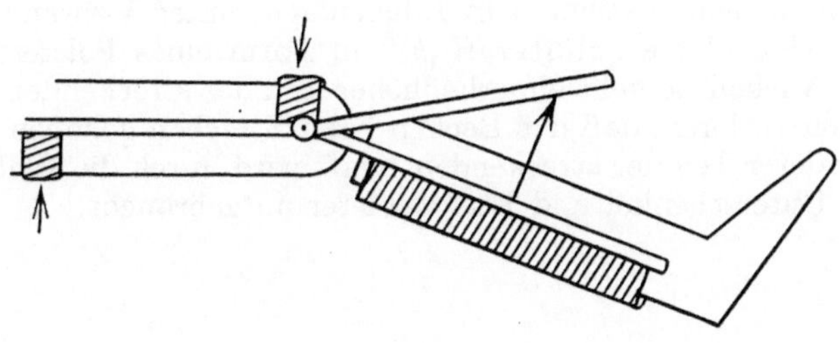

— 27 —

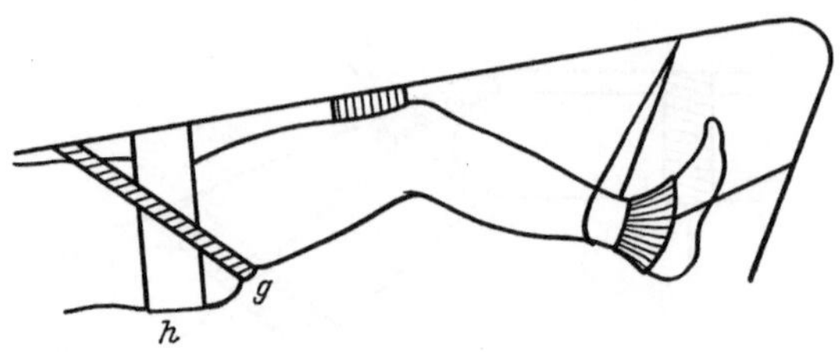



I. Beim Redressement eines steifen Knies ist es zweckmäßig, das Gelenk nicht nur gerade zu biegen, sondern auch zugleich auseinanderzuziehen. Dies kann durch eine Gamasche geschehen. Der Zug mittels der Gamasche erfordert einen Gegenzug ($g$) am Becken, damit die Schiene nicht kopfwärts rutscht.

Um das Knie zu strecken, bedarf man je einer Kraft, die auf das Knie (oder dicht oberhalb), gegen die Fersengegend und gegen die Gegend des Hüftgelenks drückt. Je weiter entfernt vom Knie die beiden endständigen Kräfte angreifen, um so günstiger sind die Längen der Kraftarme. Man verlagere deshalb die „Hüftkraft" ($h$) an das Becken, wobei allerdings ein Druck im Hüftgelenk entsteht; dagegen wird der N. ischiadicus geschont.

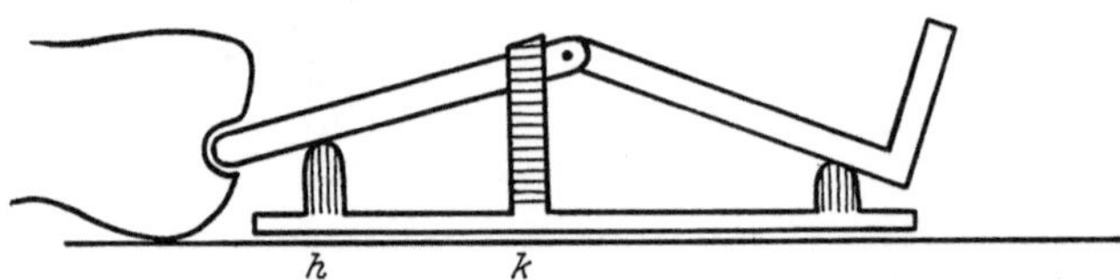



II. Läßt man beim Patienten in Rückenlage (unter Verwendung einer Dorsalschiene) die „Hüftkraft ($h$)" in Form eines Polsters auf den Femur wirken, so geht ein erheblicher Teil der streckenden Kraft ($k$) dadurch verloren, daß das Becken beim Strecken gehoben wird.

Ein anderer Teil der streckenden Kraft wird durch die Reibung zwischen Unterschenkel und Fersenpolster aufgebraucht.

# Armabduktionsschiene

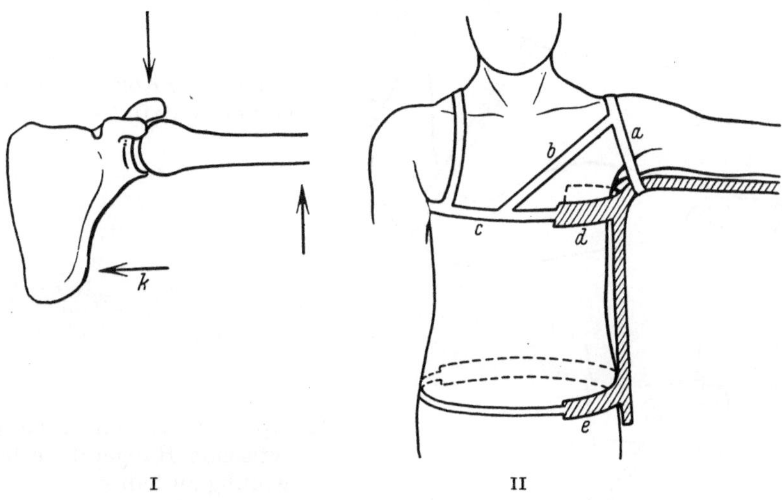



I. Theoretisch sollte die Kraft *k* auf das Schulterblatt einwirken. Dies ist praktisch nicht durchführbar.

II. Riemen *a* verhütet, daß die Schiene beckenwärts nach unten sinkt.
Riemen *b* verhütet ein Abgleiten von *a* auf den Oberarm hin.
Riemen *c* bietet *b* einen Halt und verhütet ein seitliches Ausweichen des Schienenwinkels aus der Achselhöhe.
Starre Spange *d* sorgt dafür, daß der Schienenwinkel weder vor- noch rückwärts die Achselhöhle verläßt.
Starre Spange *e* verhütet ein Drehen der Schiene um die Längsachse des Körpers.



3 *

# Spitzfuß

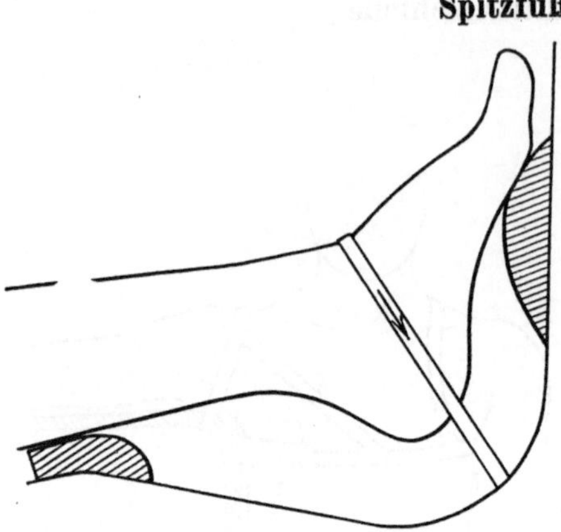

I. Schiene zur Korrektur eines
steifen Spitzfußes.

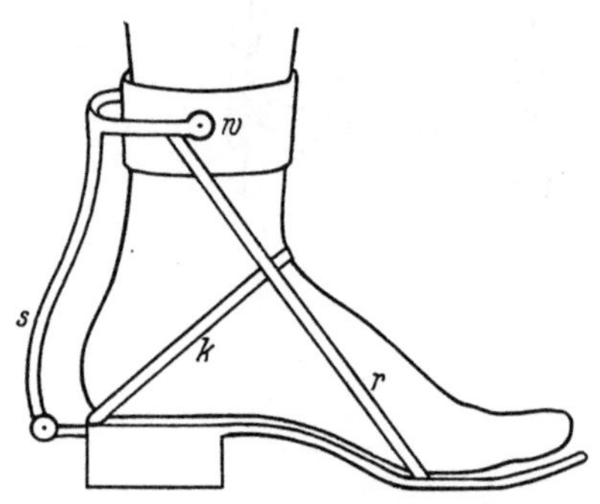

II. Apparat, um einen para-
lytischen Hängefuß recht-
winklig zu halten.
Der Apparat erlaubt eine
passive Hebung der Fuß-
spitze.

Die Schiene $s$ muß einen gewissen Abstand von der Ferse haben, um bei
Dorsalflexion des Fußes nicht gegen die Ferse zu drücken.
Schiene $s$ und Absatz des Stiefels sind gelenkig verbunden.
Der Riemen $r$ verhindert die Plantarflexion des Fußes.
Der Halt $k$ wird durch die Schnürung des Stiefels erreicht.
Die Schelle $w$ ist als Wippe ausgebildet, um Reibungen an der Rückseite
des Unterschenkels zu verhüten. Das obere Ende der Schiene $s$ wandert
bei Dorsalflexion des Fußes abwärts, weil das Gelenk am Absatz und das
natürliche obere Sprungbeingelenk nicht konachisal liegen.

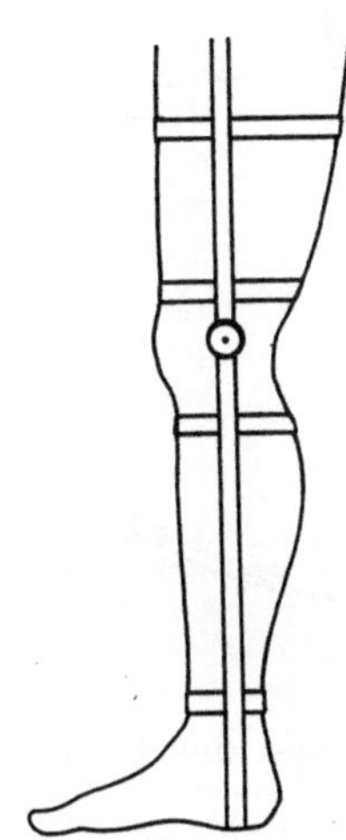

Das Kniegelenk der Schiene liegt konachsial mit dem Gelenk des Beines.

Schiene $= G$

Bein $\quad = B$

Das Kniegelenk des Beines ist als nachgiebig nach allen Seiten angenommen.

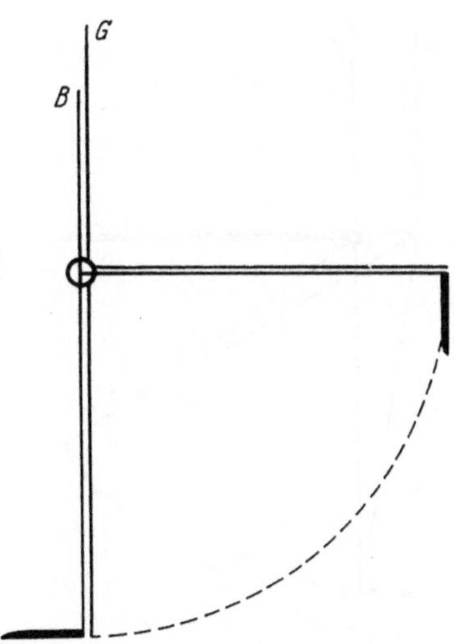


Schema der obigen Zeichnung. Gelenke konachsial.

Bei Beugung im Knie ändert sich die gegenseitige Lage von Unterschenkel und Schiene in keiner Richtung.

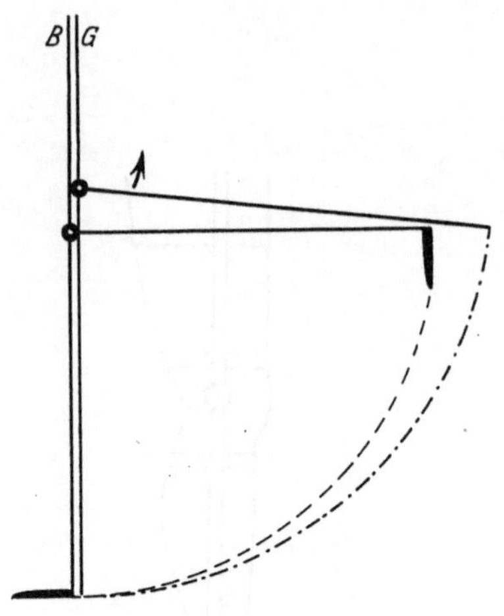


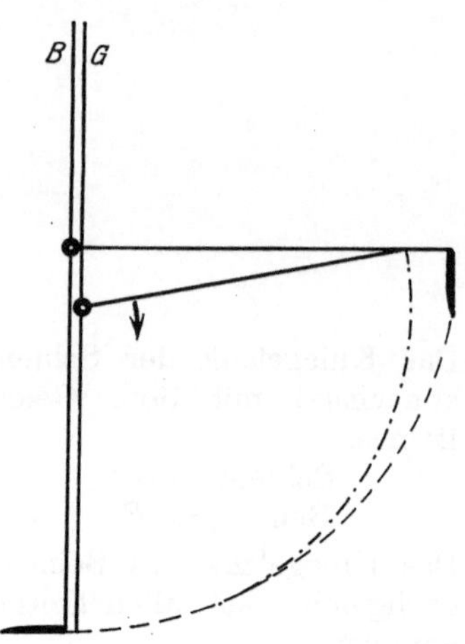


Knie-Gelenk der Schiene *G* nach
oben verlagert:
  I. Extension bei Beugung im Knie.
II. Tibiakopf wird nach hinten ge-
    schoben.

Gelenk nach unten:
  I. Kompression bei Beugung.
II. Tibiakopf nach vorn geschoben.

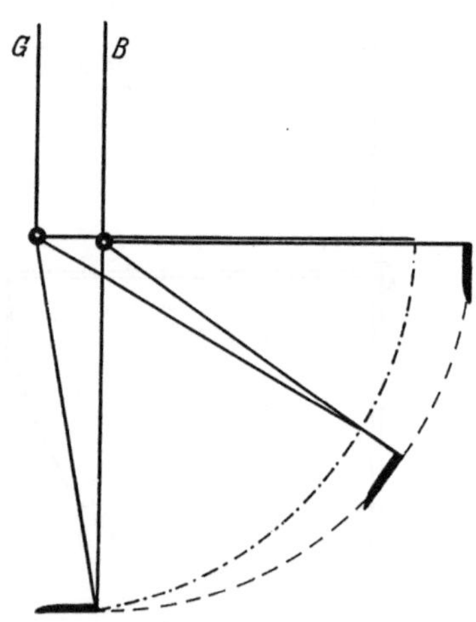


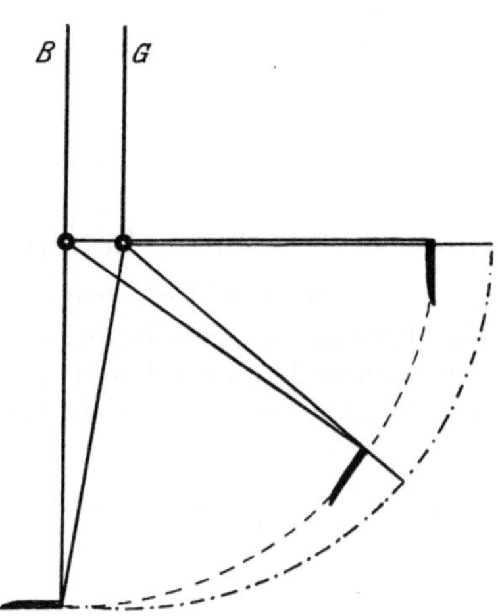


Gelenk nach vorn:
  I. Kompression.
II. Tibia nach hinten.

Gelenk nach hinten:
  I. Extension.
II. Tibia nach vorn.

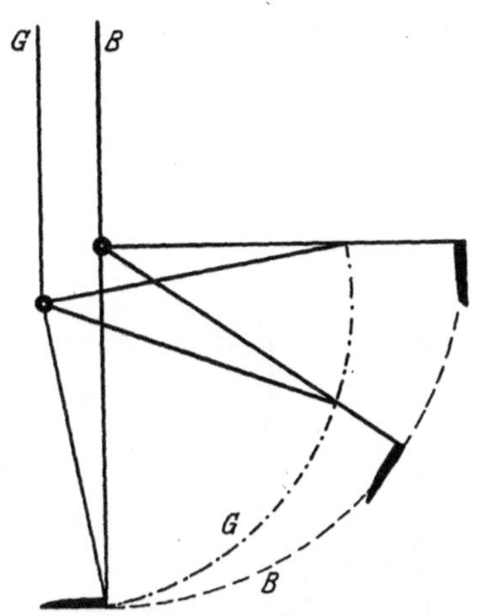

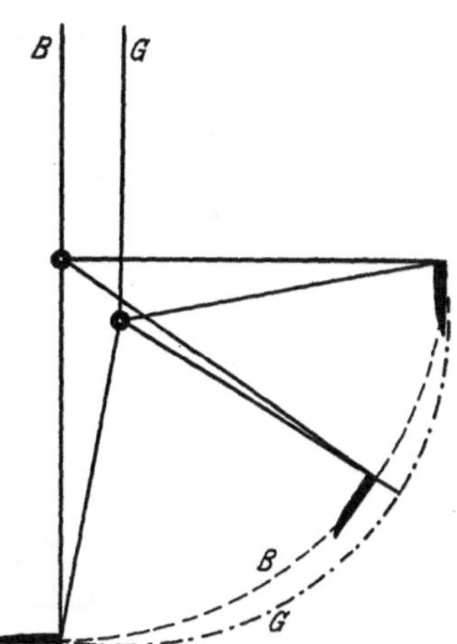

Gelenk nach **vorn** und **unten**:
I. Doppelte Kompression in Beuge-
   stellung.
II. Tibiakopf wird wenig verscho-
    ben.

Gelenk nach **hinten** und **unten**:
I. Fast keine Extension.
II. Tibiakopf wird doppelt stark
    nach vorn verschoben.
(Die Schiene liegt erst hinter der
Beinachse, dann vorn.)

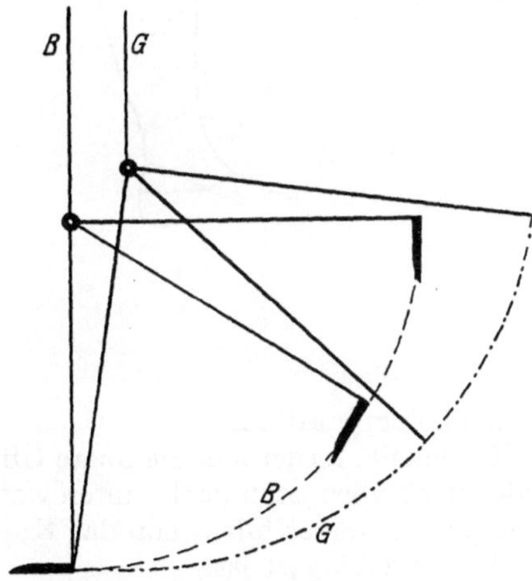

Gelenk nach **hinten oben**:
I. Doppelte Extension.
II. Geringe Verschiebung des Ti-
    biakopfes.
Geeignet für kurze Unterschenkel-
stümpfe.

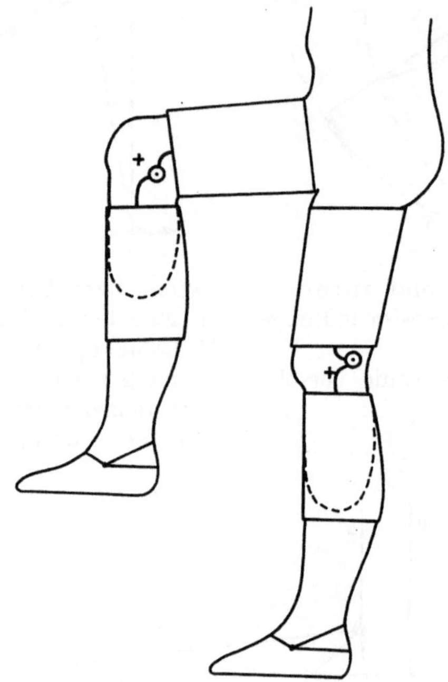

Prothese für Unterschenkelamputation.
Gefordert wird Standfestigkeit; ferner soll die obere Öffnung des Unterschenkeltrichters weder nach vorn noch nach hinten wandern.
Diese beiden Forderungen werden erfüllt, wenn das Kniegelenk der Prothese nach hinten und oben verlagert ist.
Nebeneffekt: Beim Beugen wandert die Hülse des Unterschenkels am Stumpf abwärts, d.h. der Unterschenkel verlängert sich.

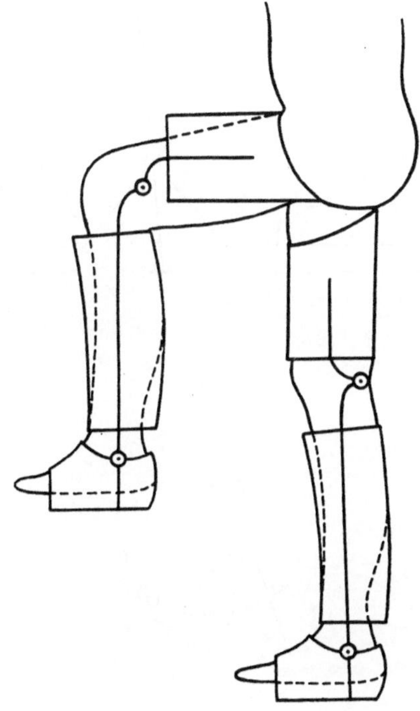

Beispiel: Entlastungsapparat des Hüftgelenkes.
Künstliches Kniegelenk nach hinten verlagert.
Fußteil des Apparates erlaubt keine Abwärtsverschiebung des Apparats
am Bein.
Unterschenkelhülse erlaubt keine Vorverschiebung des künstlichen
Kniegelenks.
Effekt: Bei Beugung im Knie hebt sich das distale Ende der Ober-
schenkelhülse.
Die Oberschenkelhülse wandert gegen den Rumpf hin.

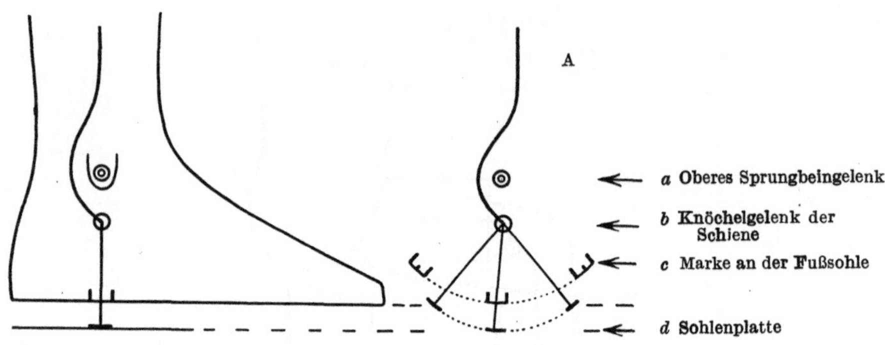


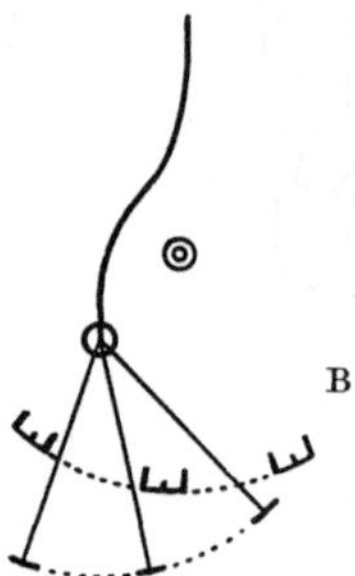


Aus kosmetischen Gründen verlagert man das Knöchelgelenk. Platz hierfür ist hinten und unten vorhanden.

A. Verlagerung nach unten: Bei rechtwinkligem Fuß ist der Abstand zwischen Fußsohle und Sohlenplatte am größten. Bei Beugung und Streckung verringert er sich. Bei Plantarbeugung verschiebt sich die Sohle zehenwärts (wenn Knöchelgelenk zum Unterschenkel unverrückbar ist). Bei Dorsalflexion ist die Verschiebung fersenwärts. Es empfiehlt sich wegen dieser Verschiebungen den Fuß nicht zu fest im Fußteil zu fixieren.

B. Verlagerung nach hinten und unten: (Nur bei Sprungbeingelenkentlastung) Fuß-Platteabstand bei Spitzfuß am größten. Verschiebungen wie bei A, aber nicht so stark. Diese Stellung des Knöchelgelenks empfiehlt sich in gebirgiger Gegend wegen des Abwärtsgehens. Bei Verlagerung direkt nach hinten wird der Abstand bei Plantarflexion zu groß, er nimmt dann bei Hebung der Fußspitze schnell ab.

Beim schweren Klumpfuß müssen folgende Fehlformen bekämpft werden:

1. Pes adductus.          2. Pes excavatus.          3. Spitzfuß.

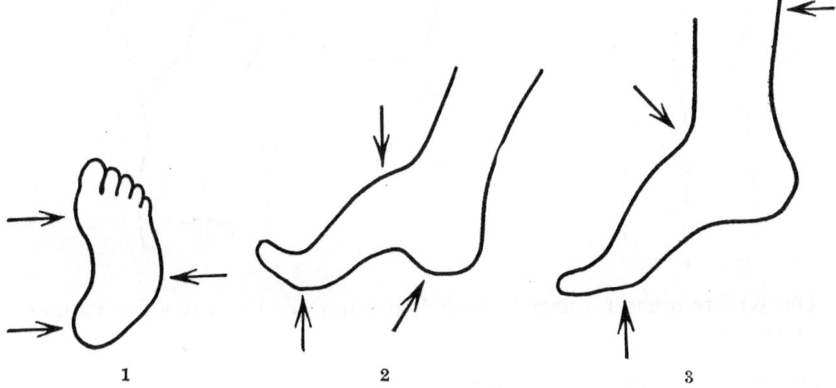

4. Supination.          5. Innenrotation.

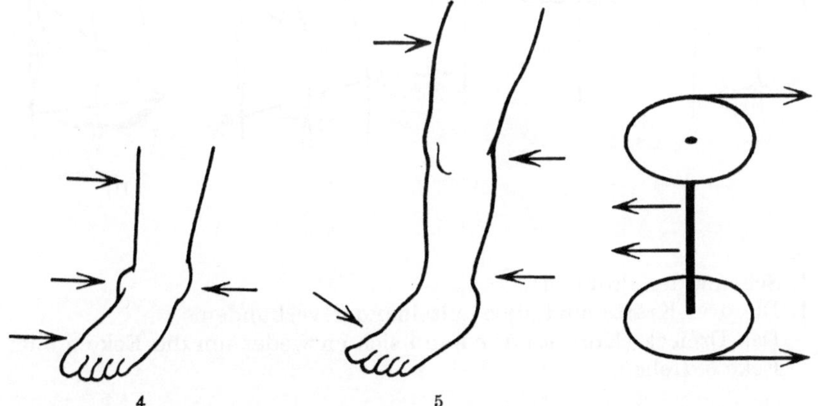

Siehe S. 8 u. 9

# Skoliose
(siehe auch S. 10, 11 und 19)

1. Seitenverkrümmung, Kurvatur.

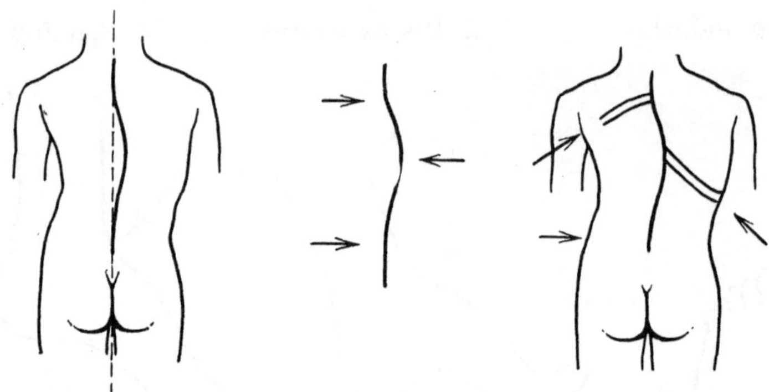

Die Kräfte müssen unter Berücksichtigung des Verlaufes der Rippen angreifen.

2. Seitenverschiebung, Deviation.

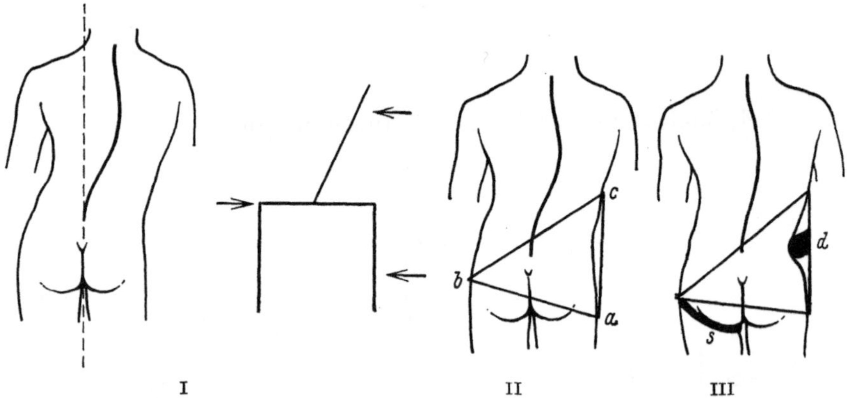

I. Schema des Problems.
II. Die drei Kräfte sind starr miteinander verbunden.
   Das Dreieck (Korsett) $abc$ kann sich entweder um die Ecke $a$ oder Ecke $b$ drehen.

III. Zur Verhütung der Drehung um $a$ dient der Schenkelgurt $s$.
   Zur Verhütung der Drehung um $b$ dient der Wulst $d$, der ein Senken der Linie $ac$ verhindert.

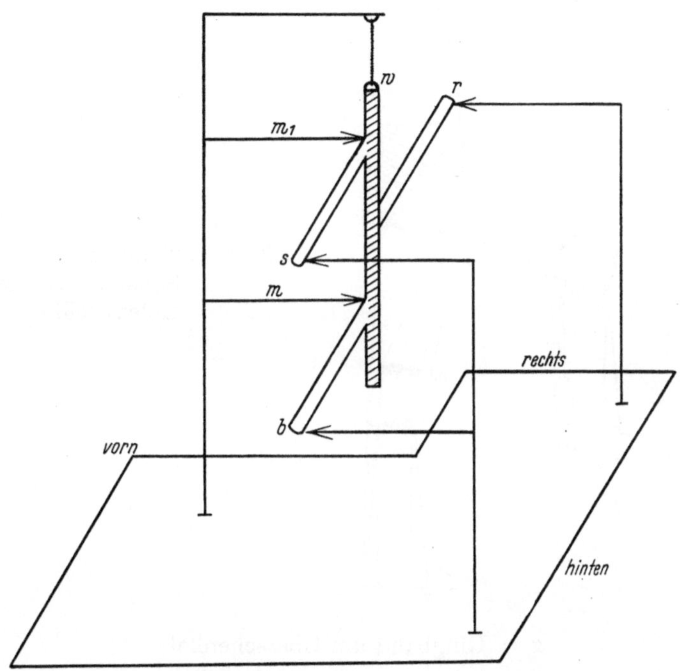


Torsion.

$r$ = Rippenbuckel im Bereich des rechten Brustkorbes.
$s$ = Schultergegend.
$b$ = Becken. Linke Spina ant. sup.
$w$ = Wirbelsäule an einem Faden aufgehängt.
$m$ = Zur Mitte der Verbindungslinie beider Spinae a. s.
$m_1$ = Zum Brustbein.

Die Pfeile geben die Richtung der angreifenden Kräfte an.
$m$ und $m_1$ können auch zusammengelegt werden. Sie müßten dann aber
etwa in der Mitte ihres gegenseitigen Abstandes angreifen.

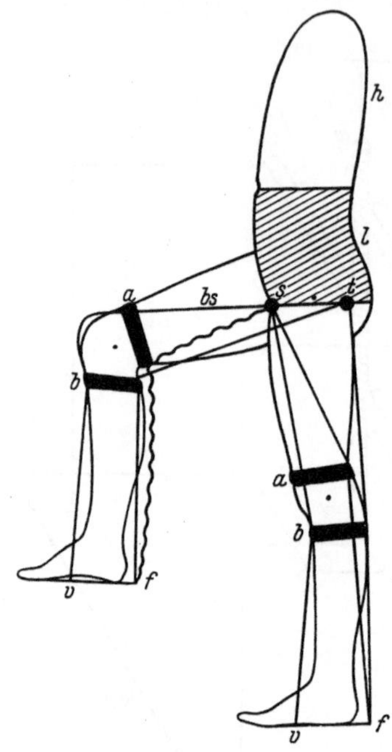

# Tonusbandage

zur Behandlung der „Ataxie" bei Tabes.



Zweck: Tonusersatz
       Sensibler Indicator
       Gelenkschluß

$a$ = Ringband um Oberschenkel
$b$ = Ringband um Unterschenkel
$h$ = Träger
$l$ = Leibchen
$s$ = vordere Anheftung der Bänder
$t$ = hintere Anheftung
$f$ = Fersensporn am Stiefel
$v$ = Vorfuß
$s-b$ = Rectus femoris
$t-b$ = Ischiocrurales Gummiband
$s-a$ = schräges Gummiband
$a-f$ = Gastrocnemius
$b-f$ = Soleus
$b-v$ = Tibialis

Die Muskelersatzbänder sind elastische Gummibänder.
Leibchen und zirkuläre Bänder sind nicht elastisch.
Bei Streckstellung sind alle Gummibänder gespannt.
Bei Beugestellung bleiben $s-b$ und $t-b$ gespannt (der Abstand verändert sich nicht wesentlich), $s-a$ und $a-f$ entspannen sich.
Die Spannung von $a-f$ in Streckstellung sichert das obere Sprungbeingelenk in zusätzlicher Weise.

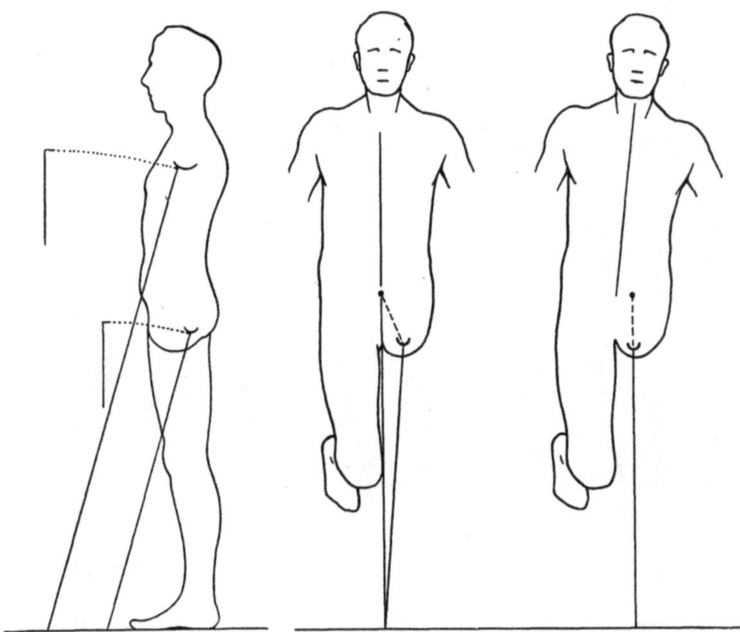

Krücke:

Vorteil: Größere „Schrittlänge" mit Krücke bei gleichem Ausschlag von Krücke und Stelze. Bei Krücke kann Schrittlänge weitgehend vergrößert werden. Bei beiden Behelfsmitteln hebt sich ihr oberes Ende. Diese Hebung kann bei der Krücke durch Nachgeben des Schultergürtels ausgeglichen werden. Bei Fehlen des ganzen Beines kann die Stelze nur wenig vorgesetzt werden.

Nachteil: Krückenlähmung. Beide Hände sind nicht frei.

Stelze von vorn gesehen:

I. Das untere Ende der Stelze liegt senkrecht unter dem Körperschwerpunkt. Trotzdem fällt der Körper nach der gesunden Seite um, weil der Schwerpunkt außerhalb der oberen Verlängerung der Stelze liegt.

II. Durch Neigen des Körpers nach der amputierten Seite kommt der Schwerpunkt in die Verlängerung der Stelze und diese kann senkrecht gestellt werden.

Die Vorwärtsbewegung des Beckens geschieht teilweise durch Horizontaldrehungen des Beckens. Man erkennt dies daran, daß sich die Stelze um ihre Längsachse dreht. Beim Kunstbein ist diese Drehung nicht möglich, weil der Fuß bei Belastung fast stets mit voller Sohle den Boden berührt.

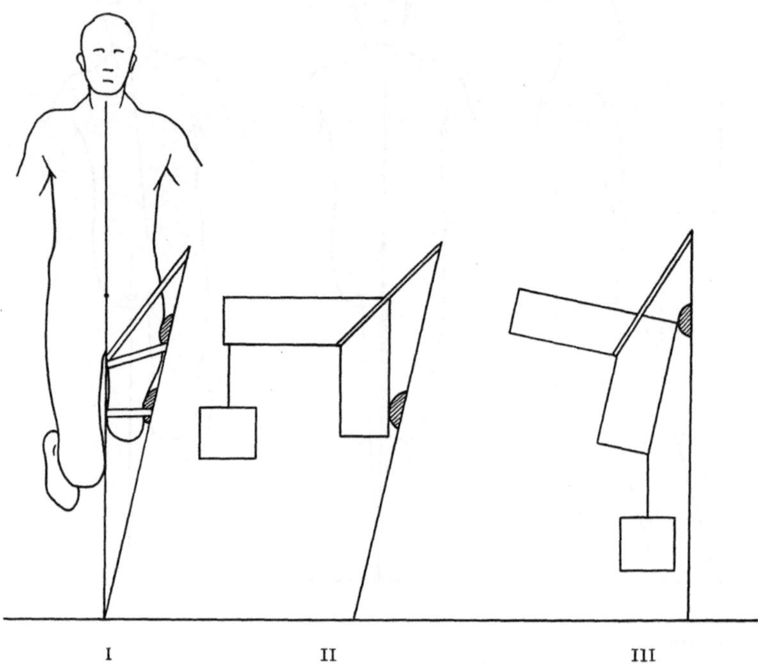



I. Der oberste Gurt dient dazu, daß der Körper nicht abwärts sinkt. (Möglichst steil.)
Der mittlere Gurt dient Nr. II zu verhüten.
Der untere Gurt dient Nr. III zu verhüten.
II. Becken und Stumpf sind durch Muskelkraft starr verbunden. Das Körpergewicht senkt die gesunde Seite und zieht das Becken vom Sitzstock fort. Starker Druck am unteren Kissen.
III. Stumpf nach der amputierten Seite hin verlagert. Körpergewicht senkt diese Seite und entfernt den Stumpf vom Sitzstock fort. Starker Druck am oberen Kissen (Trochanter).

# Abrollbein

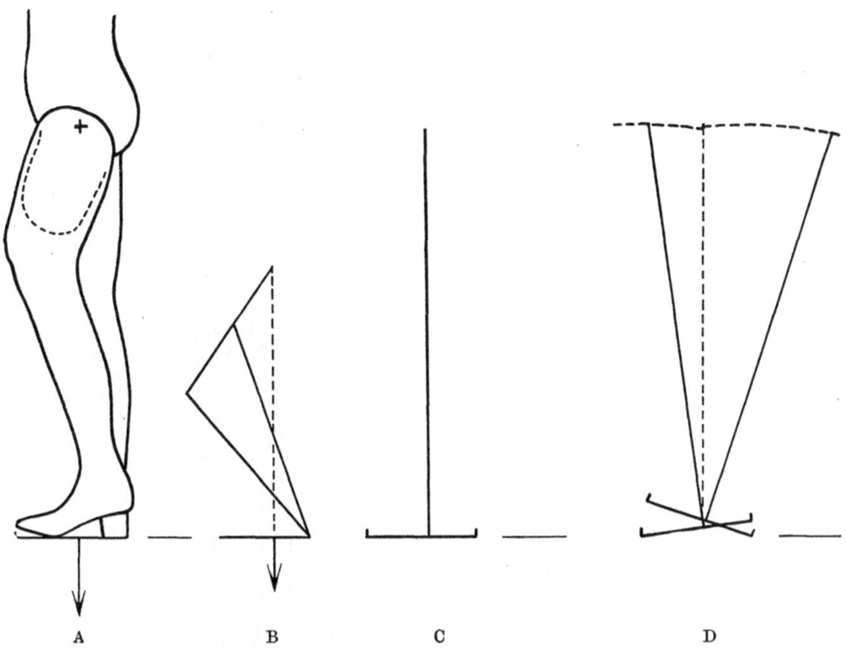



Abrollbein A. Gelenklos. Knie gebeugt um das Sitzen zu erleichtern.
Knie nach oben verlagert, damit es beim aufrechten Stand nicht zu weit
nach vorne vorsteht.
B: Je höher das Knie, um so stumpfer wird der Kniewinkel, und um so
näher rückt das Knie an das Lot. Liegt das Knie zu fern vom Lot, so
treten unerwünschte Drehbewegungen um das Lot ein, besonders
wenn das Bein rückwärts gesetzt ist und nur mit dem Außengelenk
an der Fußspitze den Boden berührt.
C Schema des Abrollbeines:
D: Verhalten des Abrollbeins bei rückwärts- und vorwärtsgesetztem Fuß.
Vorteil des Abrollbeins: Geringes Gewicht, erfordert wenig Re-
paraturen, billig; beim Stehen auf dem Außengelenk an der Fußspitze
können Körperrotationen gemacht werden, ohne daß eine Reibung zwischen Stumpf und Trichter stattfindet. Es erlaubt langsam und schnell
Gehen, weil der Stumpf nicht auf das Pendeln des Unterschenkels eines
Gelenkbeins zu warten hat. Absolute Sicherheit gegen Einknicken im
Knie.

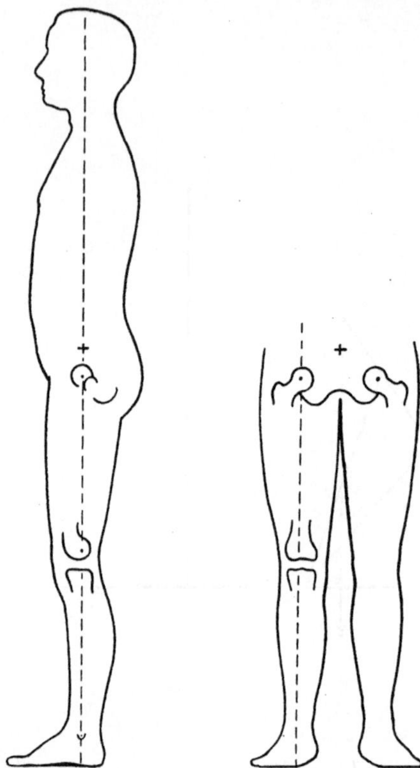

Lot: Von der Seite gesehen geht bei der ungewöhnlichen Normalstellung das Lot aus dem Körperschwerpunkt durch die Hüftachse, Knieachse und obere Sprungbeingelenkachse.
Von vorn gesehen geht das Lot aus Hüftgelenk durch Mitte des oberen Sprungbeingelenks. Je mehr die Fersen einander genähert werden, um so mehr wandert das Lot aus Hüftgelenk an die Außenseite des Fußes. Beim Stand auf einem Bein kommt der Fuß soweit medial, daß er im Lot aus Körperschwerpunkt liegt.
(Beim Aufbau eines Oberschenkelkunstbeins wird der Fuß etwas lateral vorgelagert: Von vorn gesehen liegt dann die Fußmitte unter dem Übergang vom äußeren zum mittleren Drittel des frontalen Kniedurchmessers.
Der Körperschwerpunkt liegt beim aufrechten Stand 4,5 cm über der frontalen Achse der Hüftgelenke.
Hüftgelenk: Die frontale Achse der Hüftgelenke trifft in der Höhe der Spitze des Trochanter major und zwar dicht vor seinem vorderen Rand die Haut.
Die sagittale Achse des Hüftgelenks liegt in der Mitte zwischen vorderem Rand des Trochanter major und der Symphyse (oder in der Mitte der Vorderansicht des Oberschenkels).

Kniegelenk: Die Achse des Kniegelenks liegt am Übergang vom hinteren zum mittleren Drittel des sagittalen Kniedurchmessers, und 2,5 cm oberhalb des Kniegelenkspaltes.

Oberes Sprungbeingelenk: Die Achse liegt dicht oberhalb der Spitze des äußeren Knöchels und von der Seite gesehen etwa in seiner Mitte.

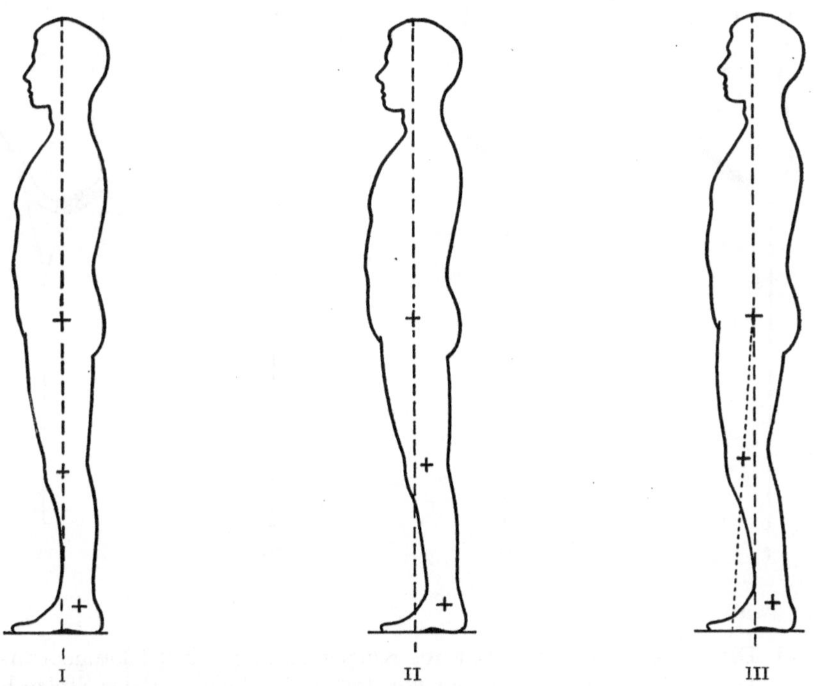



I. Bequeme Haltung: Das Lot aus dem Hüftgelenk schneidet die Knieachse und liegt vor der Knöchelachse, etwa am vorderen Rand des Schienbeines. Der Fuß wird vom Lot annähernd halbiert.

II. Militärische Haltung: Das Lot aus dem Hüftgelenk liegt vor Knie- und Knöchelachse. Das Lot schneidet den Fuß dicht hinter dem Zehenballen.

III. Bereitschaftshaltung: Knieachse liegt vor dem Lot aus Hüftgelenk, die Knöchelachse dahinter. Die Verbindungslinie von Hüft- und Knieachse (punktiert) schneidet den Fuß etwa am Zehenballen.

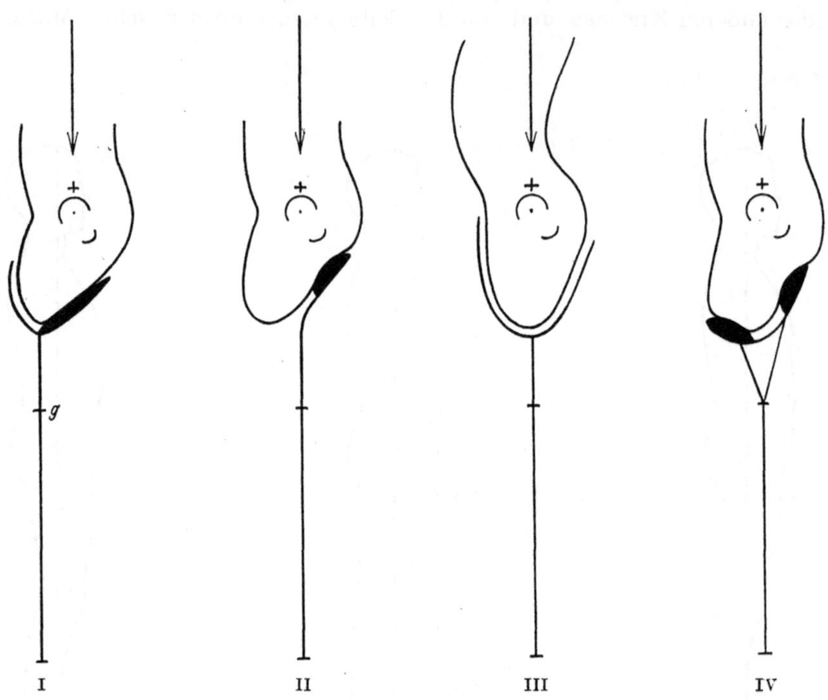


I. Die Stelze ist vor dem Lot aus Körperschwerpunkt (+) angeordnet. Das Knie der Stelze (*g*) liegt vor dem Lot. Belastung der Stelze bewirkt ein Einknicken des Knies.

II. Die Stelze stützt den Sitzknorren, im übrigen liegt sie im Lot. Die nach rückwärts verlagerte Belastung des oberen Endes der Stelze bedingt ein Einknicken im Knie. Das Becken kippt nach vorne um.

III. Der Stumpf ist durch Lordosierung der Lendenwirbelsäule in Streckstellung gebracht. Die Stelze fängt die Last in der Richtung des Lotes auf. Jede Veränderung der unbequemen Lordose bewirkt ein Einknicken im Knie.

IV. Die Stelze liegt mit Knieachse und Fußpunkt im Lot. Die Belastung des Oberschenkeltrichters erfolgt vor und hinter dem Lot. Die Schwerkraft bedingt somit kein Einknicken im Knie. Lordosierung der Wirbelsäule ist vermieden.

# Drehungen der Oberschenkelprothese um den Stumpf

Der Oberschenkeltrichter muß oben
etwa dreieckig sein. Er läßt dann den
Muskeln

$ad$ = Adductoren
$sp$ = Spinamuskeln
$gl$ = Glutaeus max.

Platz und ist gegen Drehungen um den
Stumpf gesichert.

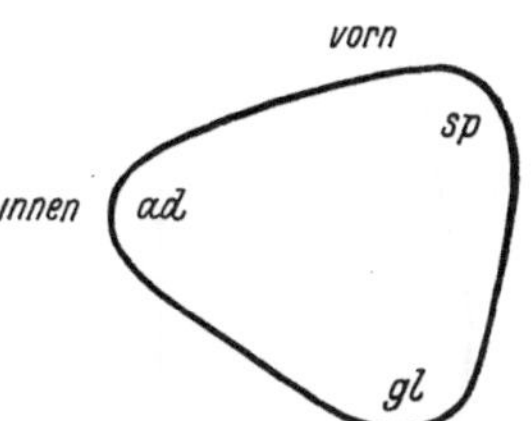


## Kniegelenk

Die Achse des Kniegelenks muß horizontal stehen. Ist diese Achse geneigt, so schwingt der Unterschenkel beim Beugen und Strecken im
Bogen.

X-Beinstellung im Knie ist insofern zweckmäßig als sie den oberen Teil
der Oberschenkelhülse an den Trochanter preßt und die Adduktoren-
gegend schont. Eine X-Beinstellung im Knie hat den Nachteil, daß das
Bein beim Schleudern des Unterschenkels einen Drehimpuls erhält; ferner liegt der Fuß in der Standbeinphase weit außerhalb der Schwerlinie
des Körpers.

# Bedeutung der Lage des Schwerpunktes vom Unterschenkel

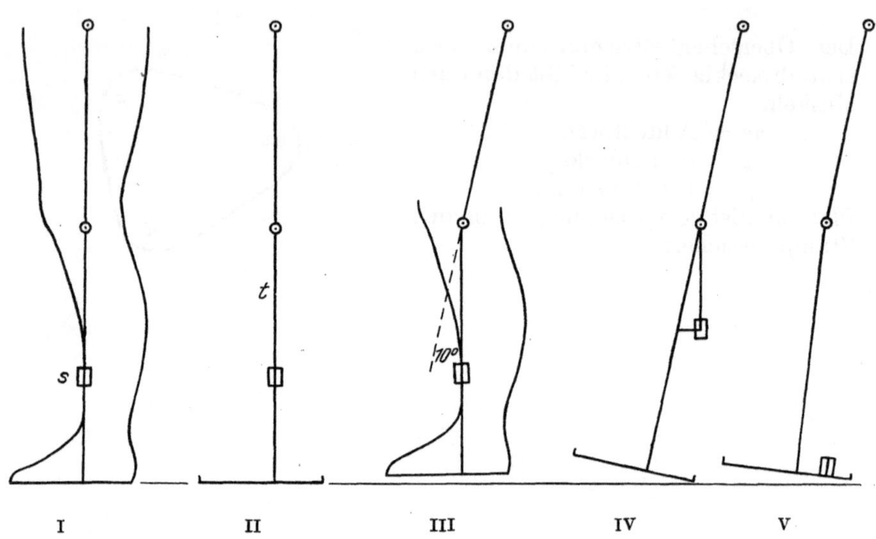

$s$ = Schwerpunkt von Unterschenkel + Fuß    $t$ = Tibialinie

I. Kunstbein. Kniegelenk im Hüftlot. Schwerpunkt des Unterschenkels an der vorderen Schienbeinkante.

II. Schema von I.

III. Bei Beugung des Oberschenkels um 10° hängt der Unterschenkel um 10° hinter der Kniestreckstellung zurück.

IV. Ist der Schwerpunkt des Unterschenkels nach hinten verlagert, so bewirkt die Schwerkraft eine Streckung im Knie, sobald das Bein vorwärts gehoben wird. Je höher der Schwerpunkt (bei gleichem Abstand von der Tibialinie) liegt, um so wirksamer streckt er das Knie und um so schneller pendelt der Unterschenkel vor (das kurze Pendel schwingt schneller als das lange).

V. Schwerpunkt sehr tief: Streckung im Knie geringer als bei IV.

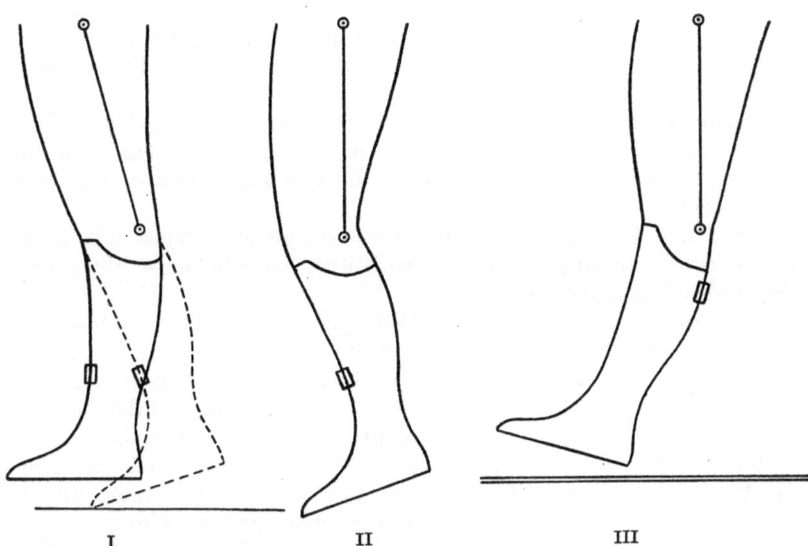

Die Rückwärtsverlagerung des Kniegelenks sichert gegen das Einknicken im Knie.

I. Wird das Kunstbein vom Boden abgehoben, so schwingt der Unterschenkel infolge der Schwerkraft nach rückwärts. Hierbei senkt sich die Fußspitze. Das Kunstbein „verlängert" sich.

II. Wird der Oberschenkel im Hüftgelenk etwas gebeugt, so nimmt die Verlängerung noch weiter zu, weil die Knieachse sich senkt. Erfolgt die Hüftbeugung rasch, so hält die Trägheit den Unterschenkel ebenfalls zurück.

III. Verlegt man den Schwerpunkt des Unterschenkels nach hinten oben, so tritt kein Rückwärtsschwingen des Unterschenkels ein. Das Bein verlängert sich beim Hüftbeugen nicht erheblich.

## Auswärtsstellung des Fußes

Eine geringe Auswärtsstellung des Fußes hat sich besonders bei kurzem
Oberschenkelstumpf als zweckmäßig erwiesen. (Vergrößerung der Stand-
fläche, Vermeiden des Hängenbleibens mit der künstlichen Fußspitze an
der gesunden Ferse.)

Die Auswärtsstellung des Fußes kann auf verschiedene Art erzielt werden:

1. durch Außendrehung der Knieachse und zwar so, daß sie beim aufrechten, im Knie gestreckten Kunstbein von außen hinten nach vorn
   innen läuft;
2. durch Außendrehung der Knöchelachse (in gleicher Weise wie bei 1);
3. durch Außenstellung des Fußes, wobei die Knöchelachse ebenso wie
   die Knieachse frontal steht.

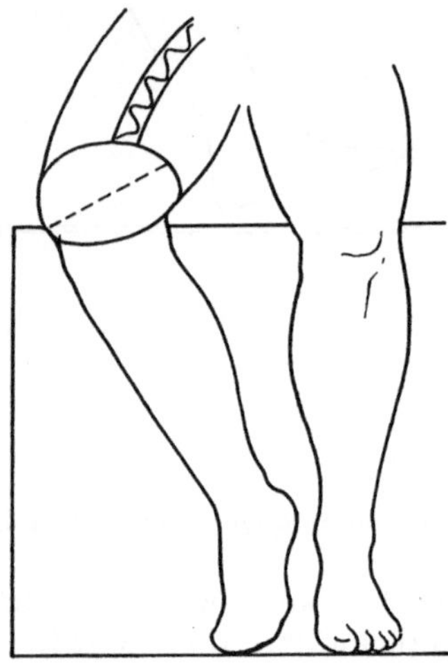

Wird die Knieachse nach außen-
gedreht angebracht, so hängt der
Unterschenkel z. B. beim Sitzen nicht
senkrecht herab, oder, falls die senkrechte Lage des Unterschenkels er-
zwungen wird, dreht sich die Oberschenkelhülse nach innen um die
Längsachse des Stumpfes.

Steht nun der Fuß entsprechend Nr. 2
und 3 nach außen, so tritt beim Vor-
schwingen des Unterschenkels ein
Drehmoment auf, das das Kunstbein nach innen dreht. Der Grund
hierfür liegt darin, daß der Schwerpunkt des Unterschenkels durch
die Auswärtsstellung des Fußes seit-
wärts von der Beinlängsachse verlagert ist und nun bei der plötz-
lichen Hemmung (durch den Knieanschlag in Streckstellung) weiter
vorwärtsstrebend das Kunstbein nach innen rotiert.

Das gleiche Drehmoment tritt auf, wenn das Kunstbein als X-Bein auf-
gebaut ist.

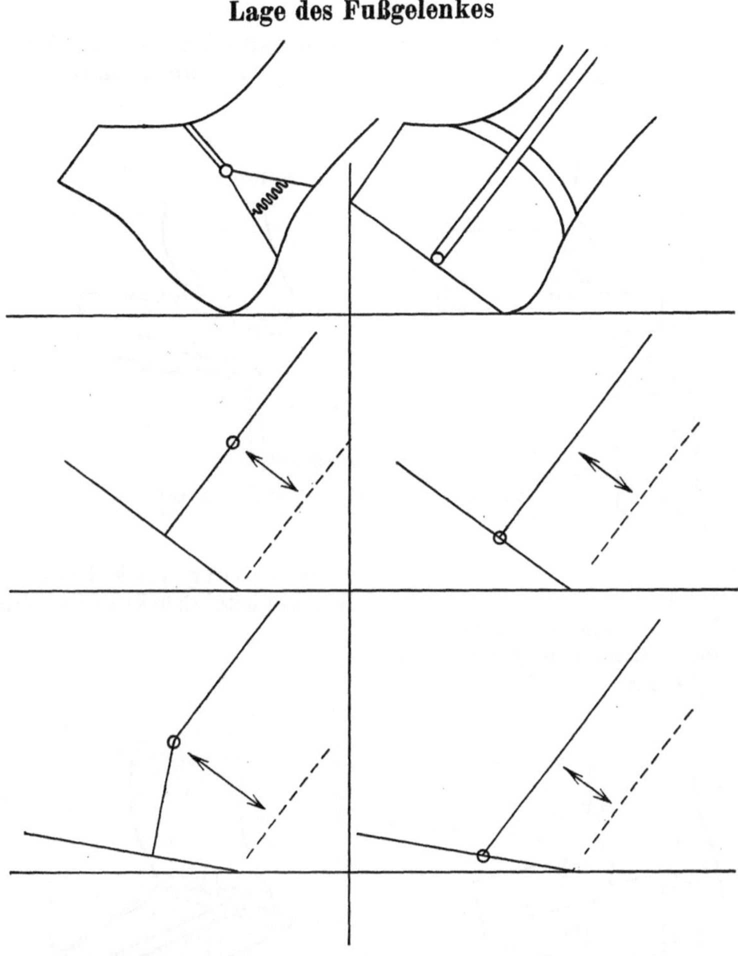


Das vorgeschwungene Bein wird mit der Ferse am Boden aufgesetzt.
Im Fall I wird beim Niederdrücken der Fußspitze der wirksame Hebel
←——→ immer länger. Im Fall II kürzer.
In beiden Fällen wird das Fußgelenk vorgeschoben, im Fall I mehr als
im Fall II.
Fall I ist günstiger, um die beim Niederdrücken zunehmende Federkraft zu überwinden.
Das untere Ende der Unterschenkelschiene verschiebt sich in I mehr nach
vorne, in II mehr nach unten.

# Trochantergelenk [1]

Beckenkorb sitzt fest am Körper      Beckengürtel ist locker. Prothese
fest am Stumpf

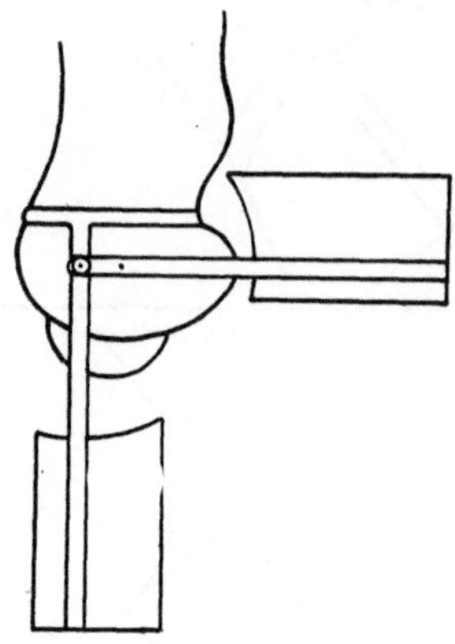 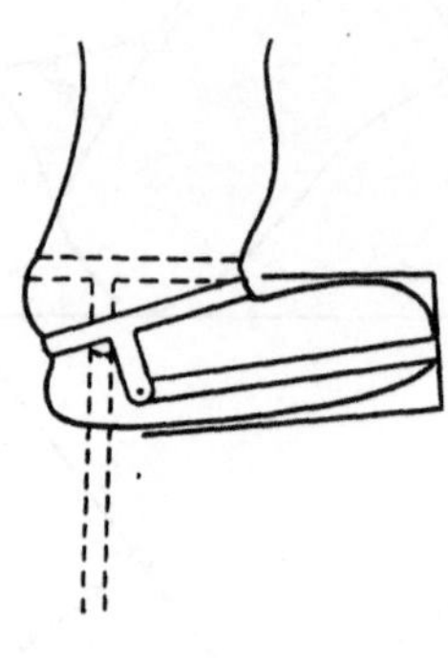

Trochantergelenk hinter dem
Hüftgelenk:
Beim Beugen nähert sich die Prothese dem Stumpf und verlagert
sich kopfwärts.

Trochantergelenk hinten:
Beckengürtel drückt hinten unten.

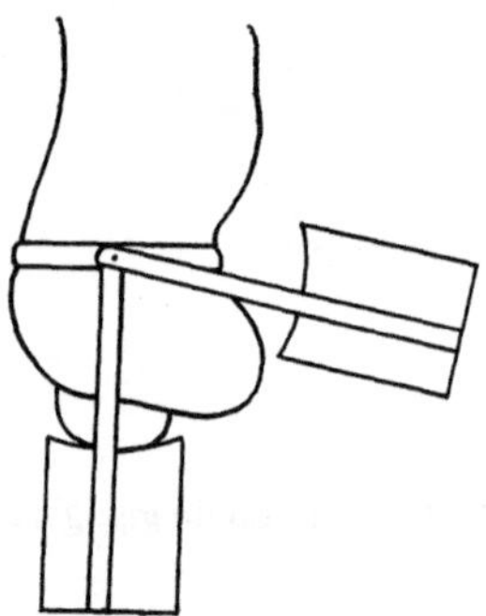 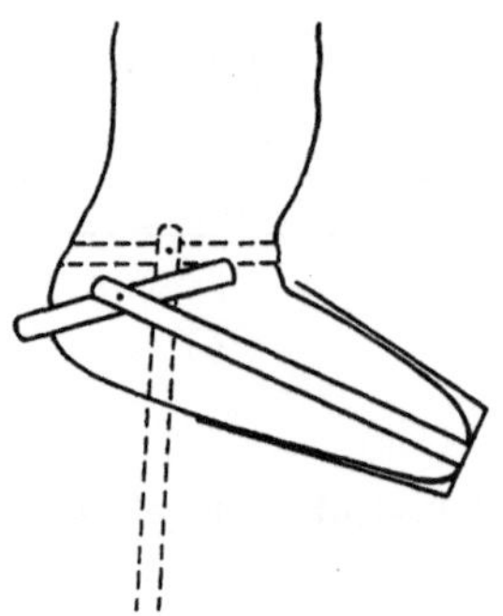

Trochantergelenk über dem
Hüftgelenk:
Prothese wandert beim Beugen
vom Stumpf fort und verlagert
sich kopfwärts.

Trochantergelenk oben:
Beckengürtel wandert nach hinten
unten. Prothese dreht sich ein-
wärts. Tubersitz drückt in die
Weichteile.

[1] Siehe auch: v. Renesse: Kunstbein-Baufehler. Berlin-Steglitz: Heinecke
1927.

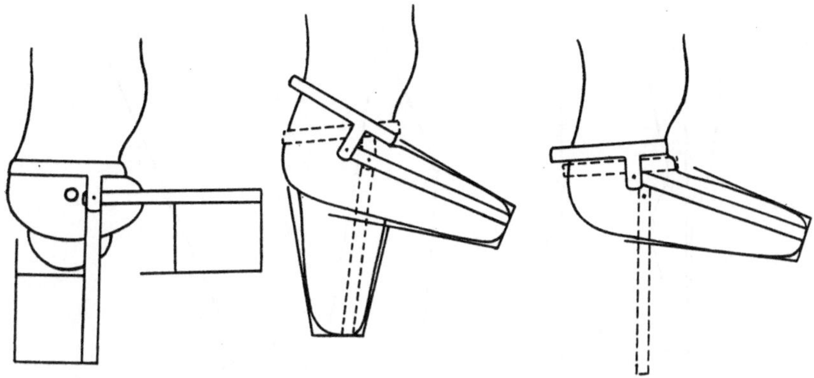

Trochantergelenk vor dem
Hüftgelenk:
Beim Beugen entfernt sich die Prothese vom Stumpf und wandert
fußwärts.

Trochantergelenk vorn:
Beckengürtel wandert nach hinten
oben und drückt auf die Spina.
Oder der Beckengürtel bleibt horizontal und wandert nach oben und
nach hinten.

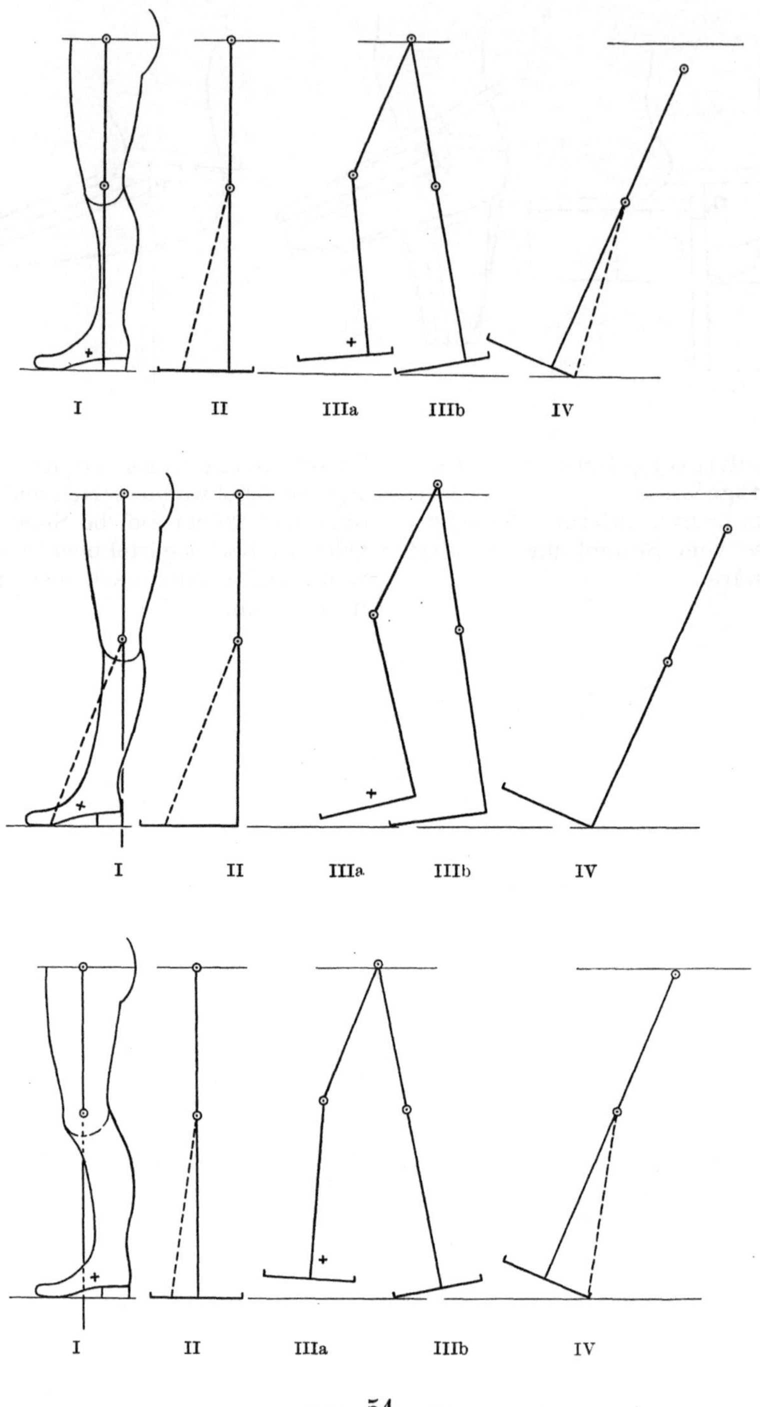


I
II
IIIa
IIIb
IV
I
II
IIIa
IIIb
IV
I
II
IIIa
IIIb
IV

## Prothese mit gelenklosem Fuß

 

   I. Bequeme Haltung. Schwerpunkt + des Unterschenkels vor dem
Lot.
  II. Standsicherheit gut.
III a. Unterschenkel hängt nach rückwärts.
III b. Geringe Hebung des Hüftgelenks.
  IV. Einknickungsmoment vorhanden.

 

   I. Der Fuß ist zur Oberschenkellängsachse nach vorn verlagert.
  II. Übertriebene Standsicherheit. Der lange Fußhebel erschwert das
Abrollen des Fußes.
III a. Der Unterschenkel hängt stark nach rückwärts geneigt.
III b. Beträchtliche Hebung des Hüftgelenks ist notwendig, um beim
Durchschwingen die Fußspitze vom Boden frei zu bekommen.
  IV. Keine Einknickungsgefahr.

 

   I. Der Fuß ist zur Oberschenkellängsachse nach rückwärts ver-
lagert.
Schwerpunkt + ist damit auch nach rückwärts verschoben.
  II. Mäßige Standsicherheit. Infolge des kurzen Vorfußhebels ist das
Abrollen des Fußes erleichtert.
III a. Unterschenkel hängt nach vorn.
III b. Geringe Hebung des Hüftgelenks beim Durchschwingen des Beines.
  IV. Einknickungsgefahr am Knie stark vorhanden.

<h1 style="text-align:center">Kunstbein mit Knöchelgelenk [1,2]</h1>

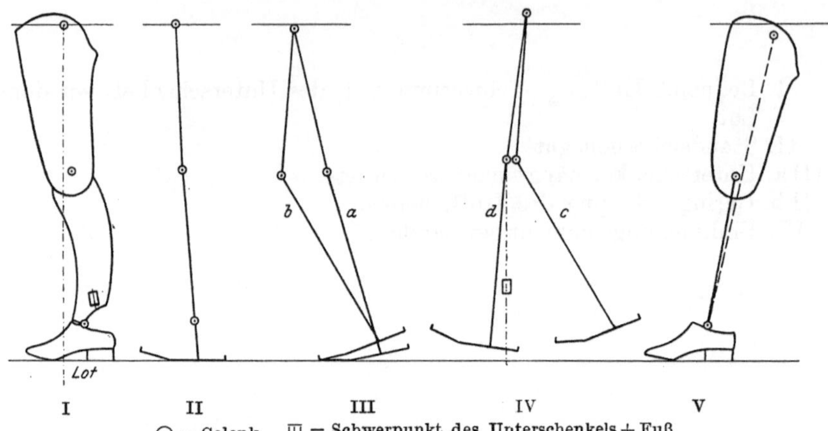



⊙ = Gelenk.   ▯ = Schwerpunkt des Unterschenkels + Fuß.

I. Das Knöchelgelenk ist vorne so gesperrt, daß beim Stand das Lot aus Hüftgelenk dicht hinter dem Zehenballen den Fuß schneidet. Das Kniegelenk liegt dicht hinter dem Lot, das Knöchelgelenk noch weiter zurück als das Kniegelenk. Gelenkloser Zehenteil etwas aufgebogen. Fersenfeder sehr weich.

Standsicherheit ist vorhanden, aber gering. Für kurze Stümpfe genügt die Standsicherheit nicht.

II. Schema des Kunstbeines.

IIIa. Das zurückgesetzte Standbein ist durch die Fußspitze gut gegen Einknicken im Knie gesichert.

III b. Beugung im Knie, ohne daß die Fußspitze den Boden verläßt.

IV c. Wird bei der Stellung III b die Hüfte etwas gehoben, so pendelt der Unterschenkel kräftig nach vorn. Die Stellung *c* ist gleich der Stellung *b*.

IV d. Infolge des hinten liegenden Schwerpunktes (des Unterschenkels und Fußes) schwingt der Unterschenkel vor. Bei der hier abgebildeten Beugung im Hüftgelenk ist das Knie völlig gestreckt wie bei der Standstellung I.

Je mehr der Schwerpunkt nach hinten verlegt ist, um so stärker darf der Oberschenkel im Hüftgelenk gebeugt werden, ohne daß die Streckung im Knie durch die Schwerkraft verloren geht.

V. Aufsetzen des vorgeschwungenen Beines nach Senkung der Fußspitze. Die Einknickungsgefahr ist groß, weil das Kniegelenk vor der Verbindungslinie Hüftgelenk-Knöchelgelenk liegt. Infolge der Spitzfußstellung ist die vordere Sperrung des Knöchelgelenkes außer Wirkung. Diese Unsicherheit der Konstruktion verbietet ihre Anwendung bei kurzem Stumpf.

---

[1] Zur Verth: Absetzung und Kunstersatz der unteren Gliedmaßen. Ergebnisse der Chir. und Orthopädie, Bd. 27, 1934. Ausführliche Literaturangaben.

[2] Schede, Fr.: Theoretische Grundlagen für den Bau von Kunstbeinen. Beilageheft der Zeitschr. für orthop. Chirurgie. 1919.

**W) Konservative und operative Orthopädie.** Von Professor Dr. Julius Hass, Leiter des Universitäts-Ambulatoriums und der Abteilung für Orthopädische Chirurgie im Allgemeinen Krankenhaus in Wien. Mit 333 Abbildungen. X, 363 Seiten. 1934. RM 48.—; gebunden RM 51.60

**Fuß und Bein,** ihre Erkrankungen und deren Behandlung. Ein Lehrbuch. Von Professor Dr. med. Georg Hohmann, Direktor der Orthopädischen Universitätsklinik Frankfurt a. M. Zweite Auflage. Mit 326 Abbildungen. X, 380 Seiten. 1934. RM 24.—; geb. RM 25.80

**Der Hohlfuß.** Seine Entstehung und Behandlung. Von Dr. M. Hackenbroch, Privatdozent, Oberarzt der Orthopädischen Klinik Köln. Mit 40 Abbildungen. VI, 84 Seiten. 1926. RM 6.60*

**(W) Die Technik des orthopädischen Eingriffs.** Eine Operationslehre aus dem Gesamtgebiet der Orthopädie. Von Dr. Philipp J. Erlacher, a. o. Professor für Orthopädische Chirurgie an der Universität Graz. Mit 331 Abbildungen im Text. X, 482 Seiten. 1928. RM 44.—; gebunden RM 46.80

**Technische Operationen in der Orthopädie (Orthokinetik).** Von Dr. med. Julius Fuchs, Facharzt für Orthopädie in Baden-Baden. Mit 126 Abbildungen. VI, 230 Seiten. 1927. RM 16.50*

**Praktische Orthopädie.** Von Dr. A. Schanz, Dozent für Orthopädie an der Akademie für ärztliche Fortbildung in Dresden. Mit 504 Abbildungen. IX, 560 Seiten. 1928. RM 42.—; gebunden RM 44.20*

**Orthopädie des praktischen Arztes.** Von Professor Dr. August Blencke, Facharzt für Orthopädische Chirurgie in Magdeburg. (Bildet Band 7 der „Fachbücher für Ärzte".) Mit 101 Textabbildungen. X, 289 Seiten. 1921. Gebunden RM 6.70*

**Die Knochenbrüche und ihre Behandlung.** Ein Lehrbuch für Studierende und Ärzte. Von Professor Dr. Hermann Matti, Chirurg am Jenner-Kinderspital und Chefarzt der Chirurgischen Abteilung des Zieglerspitales in Bern. Zweite Auflage. Mit 1000 zum Teil farbigen Abbildungen und 2 farbigen Tafeln. XV, 938 Seiten. 1931. RM 86.—; geb. RM 89.60*

---

** Auf die Preise der vor dem 1. Juli 1931 erschienenen Bücher des Verlages Julius Springer-Berlin wird ein Notnachlaß von 10% gewährt. (W)=Verlag von Julius Springer - Wien.*

**Operative Chirurgie der Knochenbrüche.** Von Professor Fritz König, Würzburg.

1. Band: **Operationen am frischen und verschleppten Knochenbruch.** Mit 99 Textabbildungen (200 Einzelbilder). V, 194 Seiten. 1931.
RM 27.—; gebunden RM 29.80*

2. Band: **Pseudarthrosen und schlecht geheilte Brüche.** In Vorbereitung.

W) **Konservative Frakturenbehandlung.** Nach den Erfahrungen der Klinik Eiselsberg in Wien. Von Dr. **Leopold Schönbauer,** Assistent der I. Chirurgischen Universitätsklinik, Privatdozent für Chirurgie an der Universität Wien. Mit 117 Textabbildungen. VIII, 216 Seiten. 1928.
RM 16.50; gebunden RM 18.60

W) **Operative Frakturenbehandlung.** Technik, Indikationsstellung, Erfolge. Von Dr. **Rudolf Demel,** Assistent der I. Chirurgischen Universitätsklinik in Wien. Mit 212 Abbildungen im Text. VIII, 227 Seiten. 1926.
RM 16.50; gebunden RM 18.60

**Frakturen und Luxationen.** Ein kurzgefaßtes Lehrbuch für Ärzte und Studierende. Von Dr. med. **K. H. Bauer,** a. o. Professor für Chirurgie an der Universität Göttingen. Mit 237 Abbildungen. VIII, 236 Seiten. 1927.
RM 15.—; gebunden RM 16.80*

**Frakturen und Luxationen.** Ein Leitfaden für den Studenten und den praktischen Arzt. Von Professor Dr. **Georg Magnus,** Berlin. Zweite Auflage. Mit 43 Abbildungen. IV, 86 Seiten. 1933.
RM 3.60

**Die willkürlich bewegbare künstliche Hand.** Eine Anleitung für Chirurgen und Techniker. Von **Ferdinand Sauerbruch.**

1. Band: Mit anatomischen Beiträgen von **G. Ruge** und **W. Felix,** Professoren am Anatomischen Universitäts-Institut Zürich, und unter Mitwirkung von **A. Stadler,** Singen. Mit 104 Textfiguren. VI, 143 Seiten. 1916.
RM 7.—*

2. Band: Herausgegeben von Professor Dr. **F. Sauerbruch,** München und Professor **C. ten Horn,** München. Mit 230 zum Teil farbigen Abbildungen. IV, 249 Seiten. 1923.
RM 12.—; gebunden RM 14.50*

**Gliedermechanik und Lähmungsprothesen.** In zwei Bänden. Von **Heinrich von Recklinghausen.** Mit 230 Textfiguren. 1920.

1. Band (Physiologische Hälfte): Studien über **Gliedermechanik** insbesondere der Hand und der Finger. XIV, 343 Seiten.

2. Band (Klinisch-technische Hälfte): Die schlaffen **Lähmungen** von Hand und Fuß und die **Lähmungsprothesen.** VIII, 288 Seiten. Zus. RM 38.—*

**Zehn Jahre Kunstbeinbau in Deutschland** nach dem großen Kriege. Von Oberregierungsmedizinalrat Professor Dr. **M. zur Verth,** Leiter der Orthopädischen Versorgungsstelle Altona-Hamburg. Mit 16 Abbildungen im Text. 60 Seiten. 1928.
Kart. RM 6.50*